AIREX®

BeBalanced!

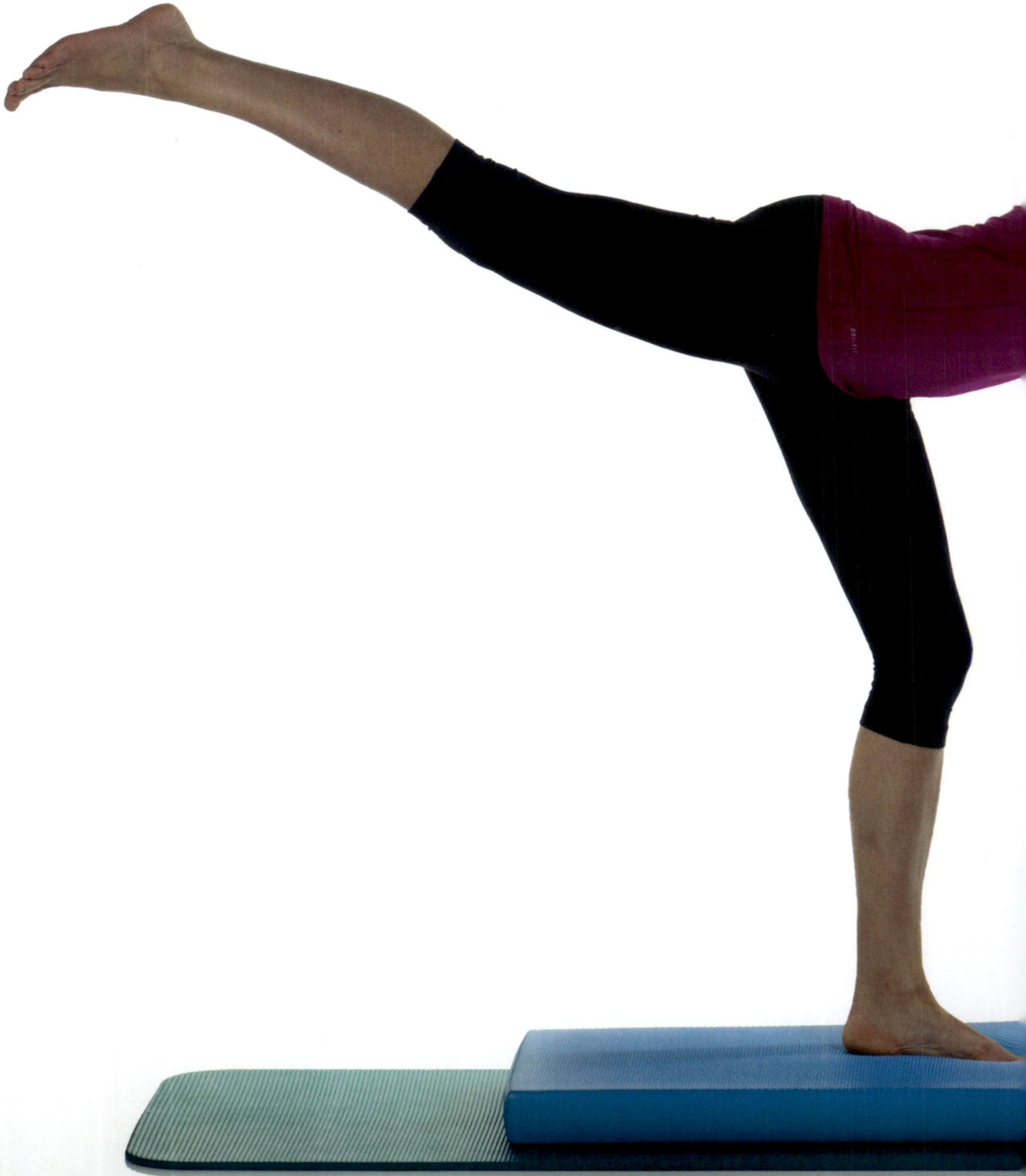

Frank Thömmes

BeBalanced!

Das innovative Trainingskonzept mit Balance-pads & Co.

AIREX® Balance Produkte
Geprüft & empfohlen
AGR Aktion Gesunder Rücken e.V.
Forum Gesunder Rücken – besser leben
Bundesverband der deutschen Rückenschulen

COPRESS SPORT

1 Balance als Gesundheitstraining

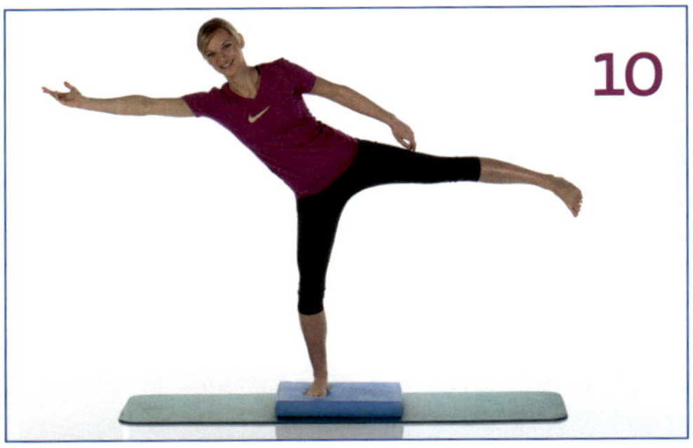

2 BeBalanced! – das Konzept

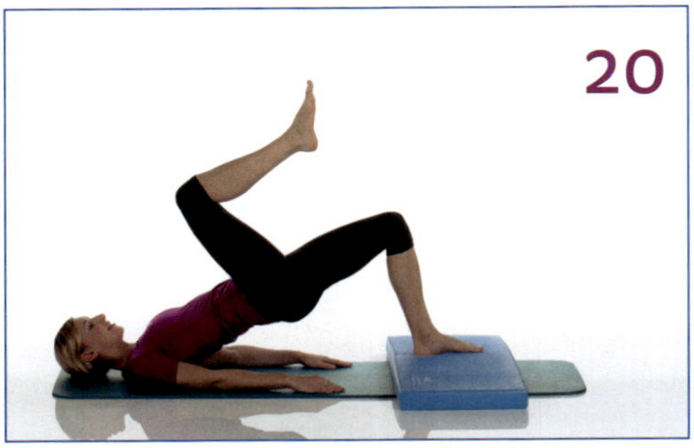

3 Methodik – das »Wie« des Trainings

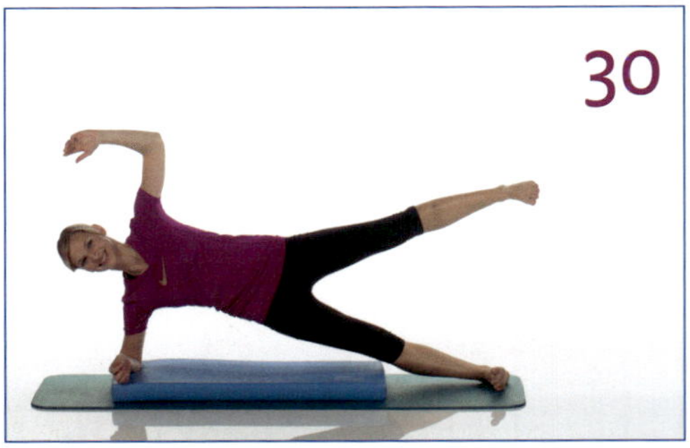

4

Die besten Übungen mit dem Balance-pad

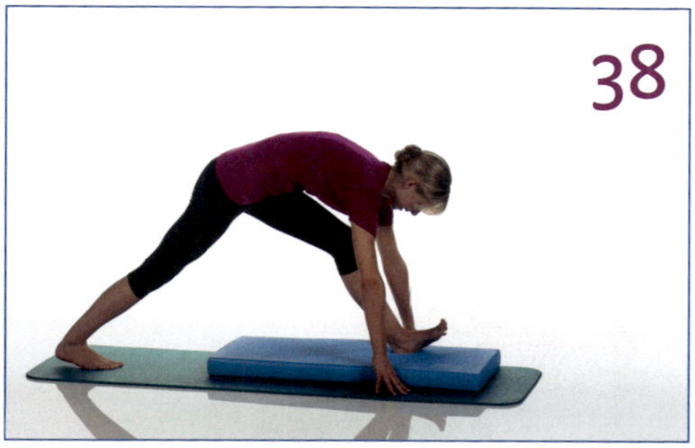

5

Balance-Test – testen Sie Ihr Gleichgewicht!

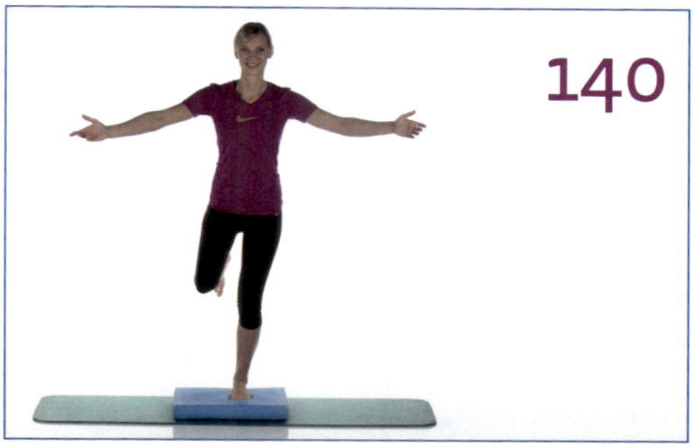

Anhang

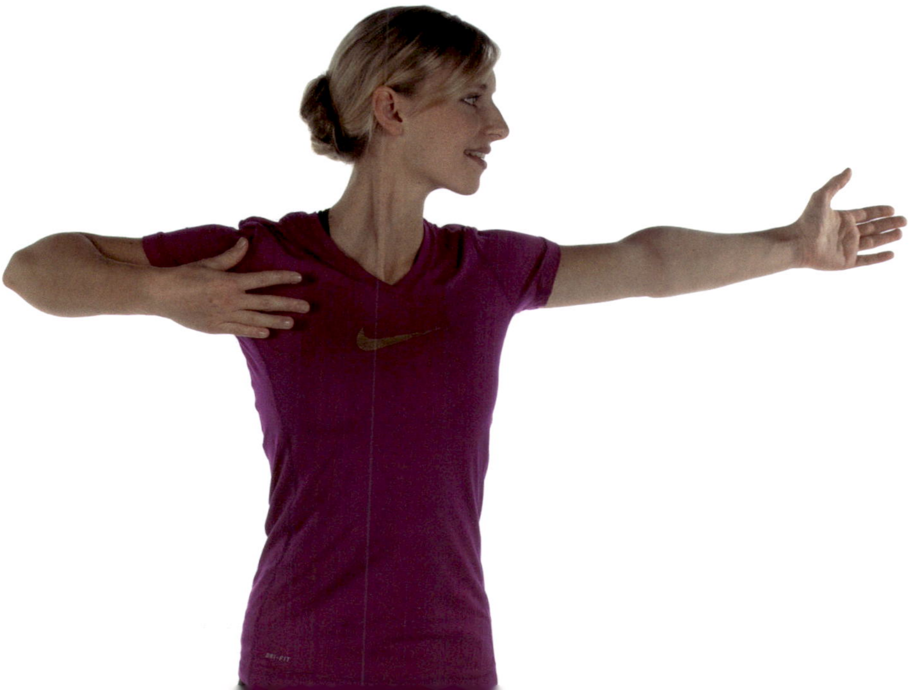

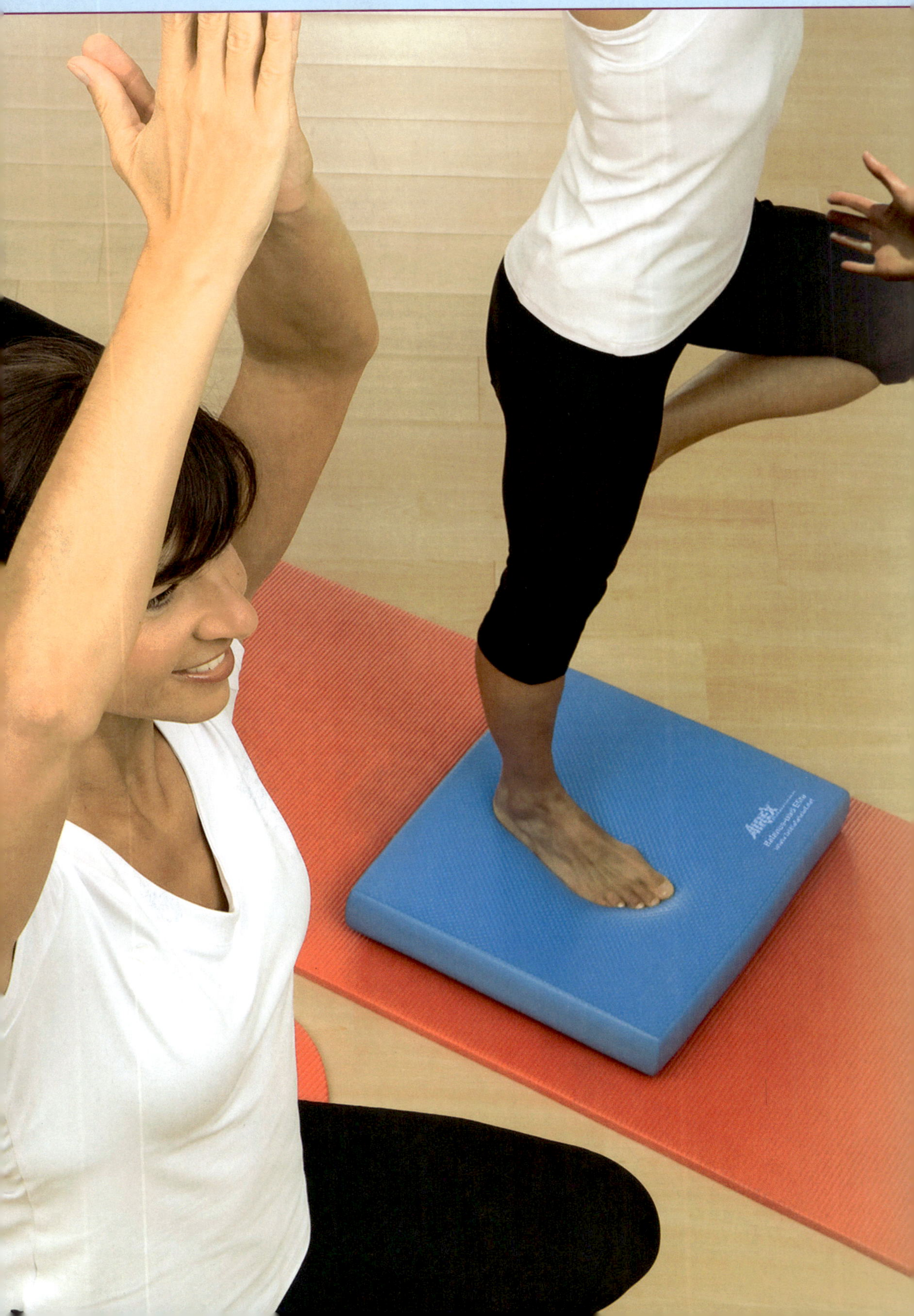

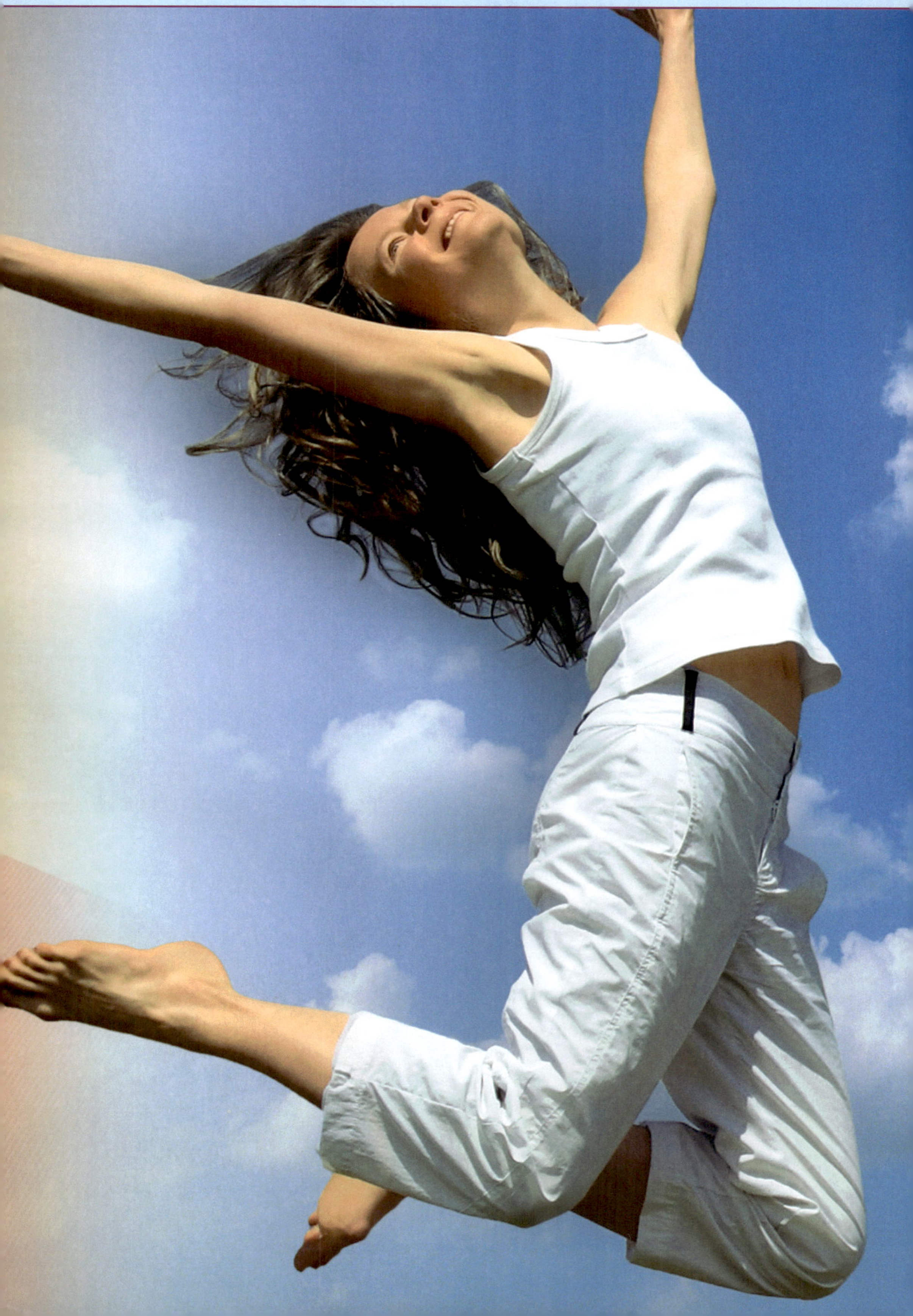

Vorwort

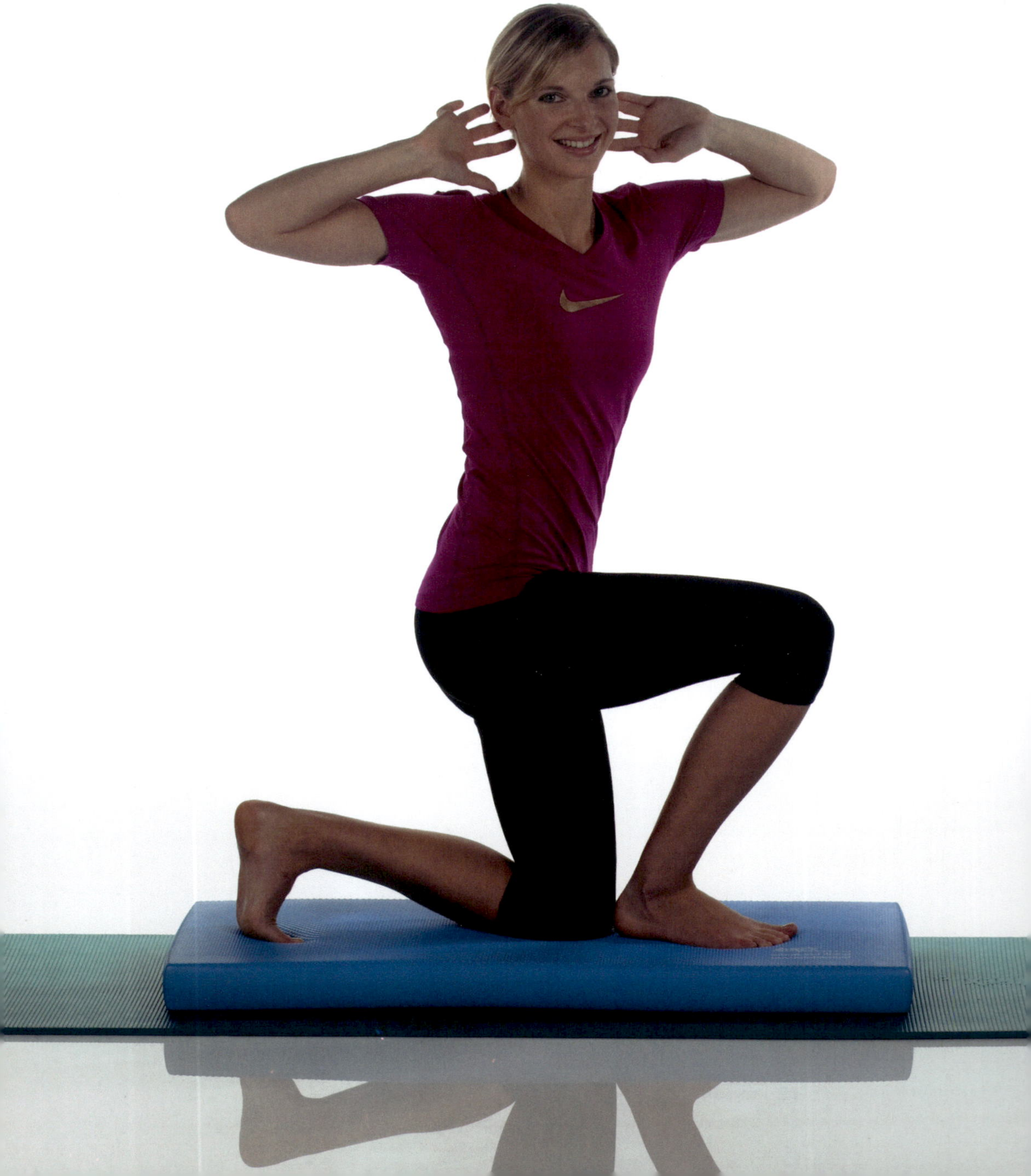

BeBalanced! ist ein einmaliges sensomotorisches Trainingskonzept rund um die Balance-Produkte von AIREX®. Mit dem Balance-pad Elite und dem Balance-pad XLarge lassen sich alle Bereiche der Propriozeption, der Sensomotorik und Koordination verbessern. Dies macht nicht nur für Therapie und Rehabilitation Sinn, sondern es bringt für jeden Menschen enorme gesundheitliche Vorteile. Die nachgebende Eigenschaft der Trainingsgeräte ist das Geheimnis für den Erfolg des Trainings.

Das Buch zeigt auf leicht verständliche Weise den Zusammenhang zwischen Gleichgewicht, Stabilität, Koordination und deren Bedeutung für (Rücken-)Gesundheit, Haltung und sportliche Betätigung. Verschiedenste Zielgruppen können mit unterschiedlichen Übungsmodulen ihre Fähigkeiten verbessern. Ein kurzer Selbsttest bietet Rückmeldung über Defizite oder Fortschritte.

Die umfangreich bebilderte Übungssammlung ist die kompletteste Zusammenstellung, die bisher zu diesen in der Physiotherapie seit Jahren bewährten Trainingsgeräten veröffentlicht wurde.

Viel Spaß beim »Training wie auf Wolken«!

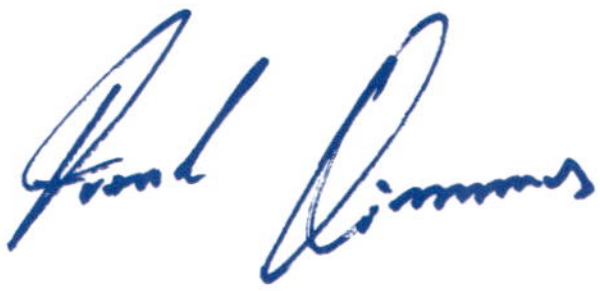

Frank Thömmes

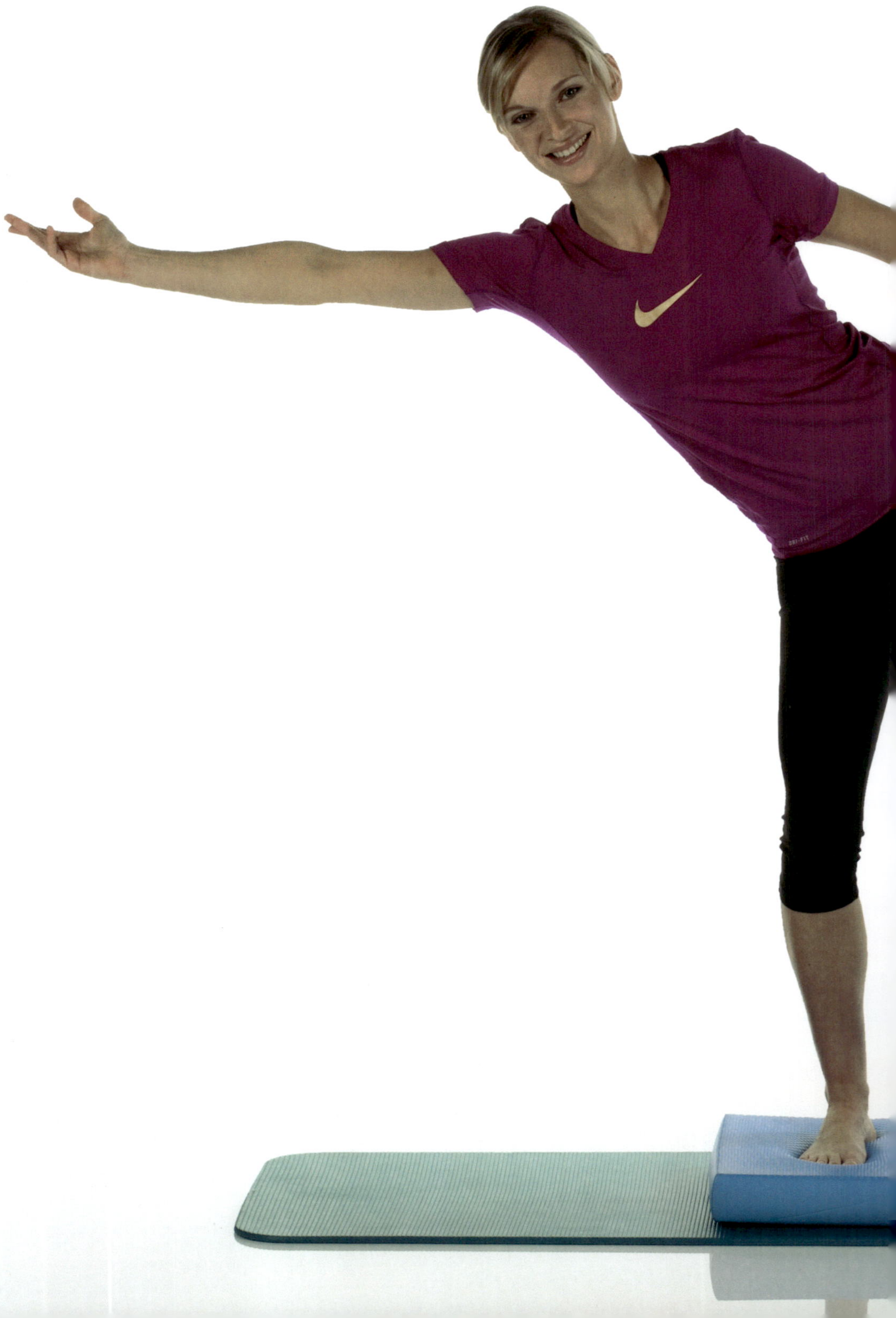

1

Balance
als Gesundheitstraining

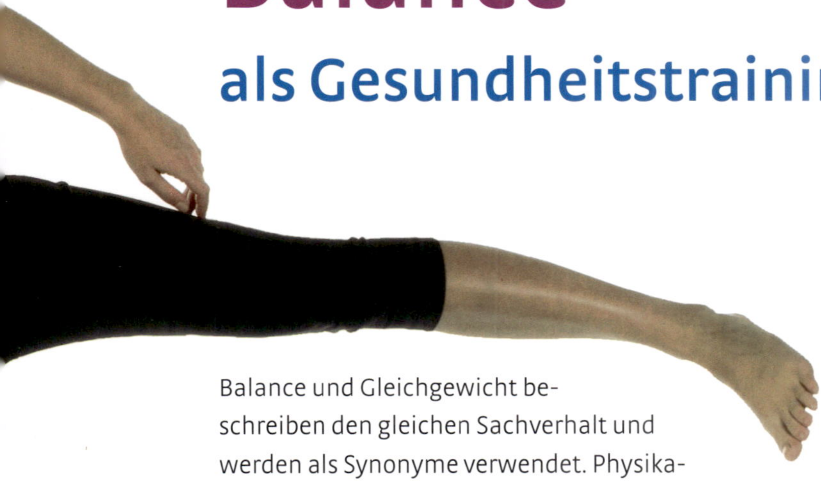

Balance und Gleichgewicht beschreiben den gleichen Sachverhalt und werden als Synonyme verwendet. Physikalisch betrachtet handelt es sich hierbei um das Entgegenwirken von Kräften und den daraus resultierenden ausgewogenen Zustand.
Sinnbildlich wird er dargestellt am Modell einer Waage mit zwei gleich schweren Gewichten, die sich im Gleichgewicht befinden und gegenseitig ausbalancieren, obwohl Kräfte wirken.

Mechanisches Gleichgewicht kann unter Schwerkraftbedingungen verschiedene Stärken oder Stabilitäten besitzen. Von einem stabilen Gleichgewicht spricht man, wenn der Körper nach einer kleinen Auslenkung wieder leicht ins Gleichgewicht zurückkommt, wohingegen das labile Gleichgewicht bei einer kleinen Auslenkung nicht in den Ursprungszustand zurückkehren kann.

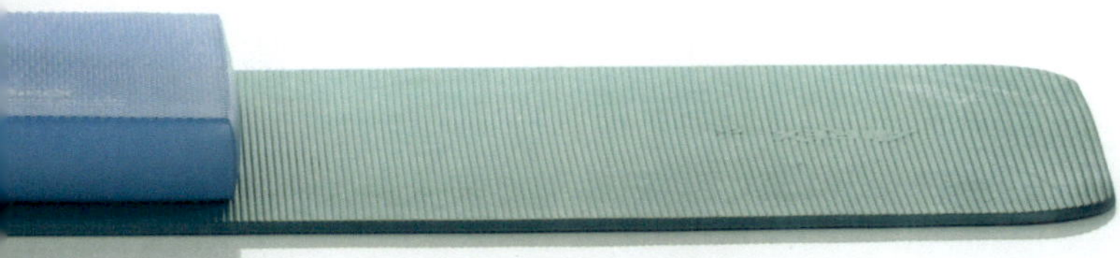

Was bedeutet Gleichgewicht für einen Menschen?

Die Gleichgewichtsfähigkeit des Menschen ist viel komplexer aufgebaut und gesteuert als das mechanische Gleichgewicht und damit auch viel störanfälliger. Um diese Störanfälligkeit zu beherrschen, sind Menschen mit mehr Optionen ausgestattet, damit sie angemessen reagieren können. Reflexe, Muskeln, Rezeptoren und unser Großhirn arbeiten ständig intensiv am Aufrechterhalten oder Wiederherstellen unseres Gleichgewichts. Viele Mechanismen davon finden statt, ohne dass es uns bewusst ist. Eine gute Balance ist nicht nur der Grundstein für unsere Bewegungen, sondern auch für unsere Gesundheit.

Kampf gegen die Schwerkraft – Haltung bewahren

Gleichgewicht bzw. Balance bedeutet für einen Menschen in erster Linie, sich gegen die Schwerkraft aufzurichten und die aufrechte Position in Ruhe oder bei Bewegung möglichst stabil beizubehalten. Die Problematik des Gleichgewichts und dessen Steuerung ist eine Fähigkeit, die wir uns im Laufe der Evolution angeeignet haben, um uns auf zwei Beinen fortbewegen zu können. Im Zeitraffer lässt sich diese Entwicklung beobachten, wenn ein Kleinkind seine ersten Schritte macht und sich dabei immer wieder aus der Vierfüßlerposition aufrichtet. Sobald die entsprechende Muskulatur aktiv und kräftig genug ist, klappt das dann auch.

Die Gleichgewichtsfähigkeit oder Balance ist eine grundlegende Voraussetzung für unsere menschliche Motorik. Jede Art von Fortbewegung mit den Beinen, ob sportlich oder nicht, muss ausbalanciert werden, sonst stürzen wir oder verlieren zumindest kurzfristig unser Gleichgewicht.

Große Bedeutung für die koordinativen Fähigkeiten

Die Gleichgewichtsfähigkeit nimmt für uns einen besonderen Stellenwert im Rahmen der verschiedenen koordinativen Fähigkeiten ein, die unsere Bewegungen steuern und kontrollieren. Um diese elementare, fertigkeitsbezogene Fähigkeit zu unterstützen, hat uns die Evolution zusätzlich mit dem Gleichgewichtssinn ausgestattet. Er unterstützt uns bei der Feststellung der Körperhaltung und bei der Orientierung im Raum. Deshalb wird er auch als Lagesinn oder Vestibularapparat bezeichnet. Sein Zentrum liegt im Gleichgewichtsorgan im Innenohr und im Kleinhirn. Er ist eng verbunden mit anderen Sinnen wie dem Sehen und dem Hören, mit der Skelettmuskulatur, dem Gesichtssinn, der Haut sowie mit unseren Reflexen. Ohne Balance ist für uns Menschen kein normales Leben möglich!

Gleichgewicht und Gesundheit

Diese Errungenschaften der Evolution, die uns perfekt auf das Leben auf zwei Beinen eingestellt haben, werden in unserer modernen, bewegungsarmen Welt kaum mehr benötigt und lassen damit – wie alles, was wenig oder gar nicht gefordert wird – langsam in ihrer Funktion nach.
Um an einem PC-Arbeitsplatz tätig zu sein, ist nicht viel Gleichgewicht nötig, obwohl sogar unsere Gesäßfläche sensorische Möglichkeiten hätte. Grundlegende

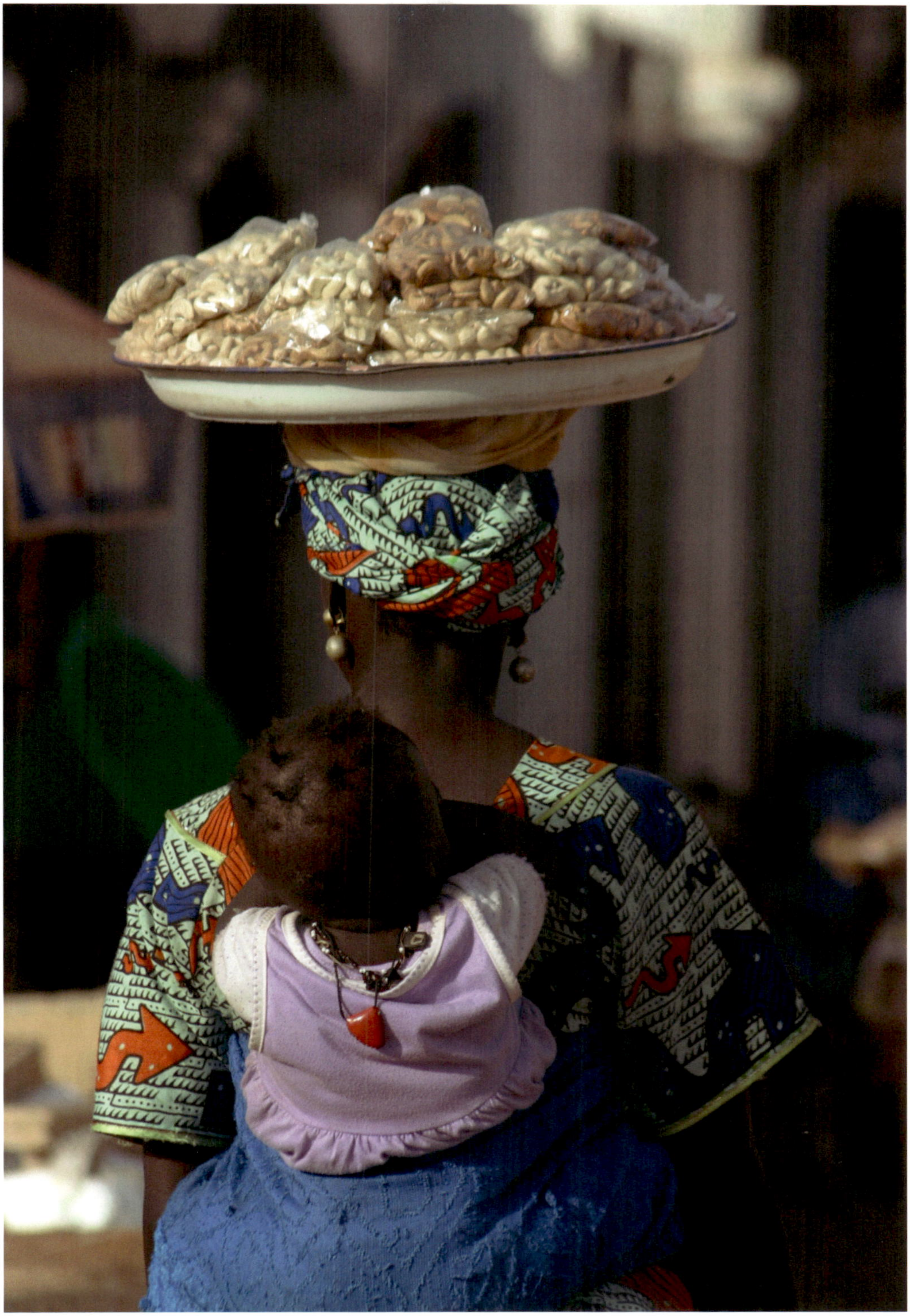

Balance und Kraft sind natürliche Eigenschaften, die zusammengehören.

Fähigkeiten der Haltungskontrolle werden damit vernachlässigt und führen unweigerlich zu Einbußen im sensomotorischen System.
Es kommt zu Fehlmeldungen. Andere Systeme wie die Augen werden stark belastet und reagieren mit Überlastungsbeschwerden, vor allem dann, wenn der Blick stets starr auf den Monitor gerichtet ist. Muskelschmerzen, Verspannungen, Fehlbelastungen und Fehlhaltungen sind die Konsequenz der nachlassenden Haltungskontrolle.
Große Muskeln müssen uns aufrecht halten und Mehrarbeit leisten, da uns die Feinjustierung und das Gleichgewichtsgefühl abhanden gekommen sind. Wir haben unsere Balance verloren, und das bereitet uns Probleme!
Die Bedeutung des Gleichgewichts für die eigene Gesundheit tritt bei einem Sturz, der weit reichende Folgen haben kann, deutlich zu Tage. Je nach Art und Intensität des Sturzes sowie nach Konstitution des Gestürzten können die gesundheitlichen Konsequenzen von einfachen Prellungen bis hin zu komplizierten Knochenbrüchen reichen. Hier hat die Gleichgewichtsfähigkeit im Sinne von Sturzprophylaxe einen präventiven und manchmal sogar lebensverlängernden Charakter.

Gleichgewichtstraining für alle Altersstufen

Das Training des Gleichgewichts, das es so allgemein und generalisiert gar nicht gibt, da es sich immer nur in einzelnen Fertigkeiten und Bewegungen äußert, ist ein natürlicher Vorgang. Schließlich stehen Reize und motorische Vorgänge immer in enger Wechselwirkung zueinander und finden zeitlich parallel statt. Diese Fähigkeit geht eigentlich erst in höherem Alter zurück, sofern sich die Muskulatur abbaut und andere Fähigkeiten und Sinneskräfte wie das Sehen altersbedingt nachlassen. Dies muss aber nicht unbedingt so sein. Durch ein gezieltes Training können sowohl der Erhalt der Muskelkraft als auch der Qualität der Aufnahme und Verarbeitung von Reizen im sensomotorischen System erreicht werden. Der instabile Untergrund des AIREX® Balance-pad bietet die richtige Umgebung, um optimale Reize und damit Trainingswirkungen zu erzielen.
Die Gleichgewichtsfähigkeit entwickelt sich aufgrund der Sinnesentwicklung sehr früh im Leben eines Menschen. Sie hat ihre höchsten Zuwachsraten im Kleinkind- und frühen Schulkind-Alter. Die zu diesem Zeitpunkt erworbenen koordinativen Vorteile

Die Evolution im Zeitraffer

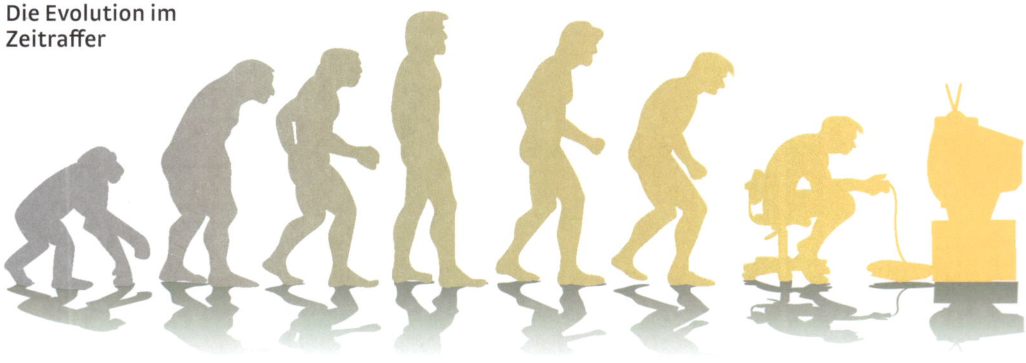

bleiben als Lernvorsprung lebenslang erhalten. Einem Vorschulkind das Fahrrad- oder Einradfahren beizubringen bedarf keines großen Aufwandes, da die Sinnesaufnahme des instabilen Untergrundes (Fahrrad), dessen Verarbeitung und die motorischen Reaktionen sehr schnell und optimal ablaufen. Im Laufe der Jahre lassen diese Fähigkeiten dann langsam wieder nach, können aber durch regelmäßiges Üben auf einem guten Niveau gehalten werden.

Schnelle Erfolge mit gezieltem Training

Da es sich beim Training mit dem Balance-pad um ein qualitatives Training handelt, sind schon wenige Übungsminuten am Tag gut wirksam. Nach vier bis sechs Wochen mit drei bis vier Trainingsreizen pro Woche stellen sich erste messbare Erfolge ein. Diese sind in erster Linie darauf zurückzuführen, dass eine verbesserte sensorische Wahrnehmung in die Verarbeitung und Kontrolle von Bewegungen besser integriert werden.

Sensomotorisches Training

Sensomotorik bezeichnet allgemein das Zusammenspiel von Sensorik und Motorik, im Speziellen das Steuern und Kontrollieren von Bewegungen durch Rückmeldungen der Sinnesorgane. Jede Bewegung fordert Sensomotorik und ist deshalb ein sensomotorisches Training. Sensomotorik bezeichnet auch das Zusammenspiel aller Sinnessysteme mit den motorischen Systemen. Therapeutisch steht das Wiederherstellen der Funktion gestörter Systeme nach Verletzungen im Fokus. Aber auch das Verbessern und Optimieren von Bewegungen und Bewegungsmustern in der Prävention, z. B. die Sturzprophylaxe, sind wichtige Trainingsziele.

Das Balance-pad erfordert eine höhere Qualität der sensorischen Verarbeitung, da die Unterstützungsfläche wesentlich instabiler ist als unser gewohnter Untergrund. Unsere »normale« Sinnesverarbeitung und die motorischen Korrekturen reichen dafür nicht aus und werden auf ein höheres Niveau eingestellt. Ein derartiger Anpassungsprozess braucht aber etwas Zeit. Sollen gar komplexe Bewegungsprogramme wie ein Sprung oder eine Rotation

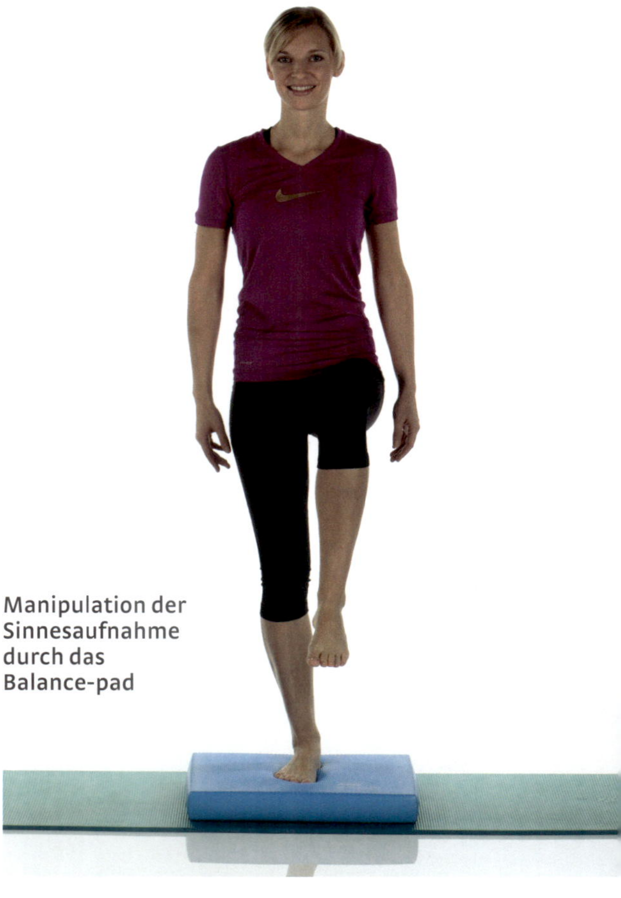

Manipulation der Sinnesaufnahme durch das Balance-pad

auf dem Balance-pad absolviert werden, so wird das sensomotorische System aufs Äußerste gefordert und muss sich anpassen. Ohne den zusätzlichen Reiz des instabilen Untergrundes kann diese Anpassung nicht erreicht werden. Sensomotorische Reize werden therapeutisch seit langer Zeit mit Einlagen oder Bandagen erreicht, seit kurzem auch mit einem sogenannten Senso-Tape.

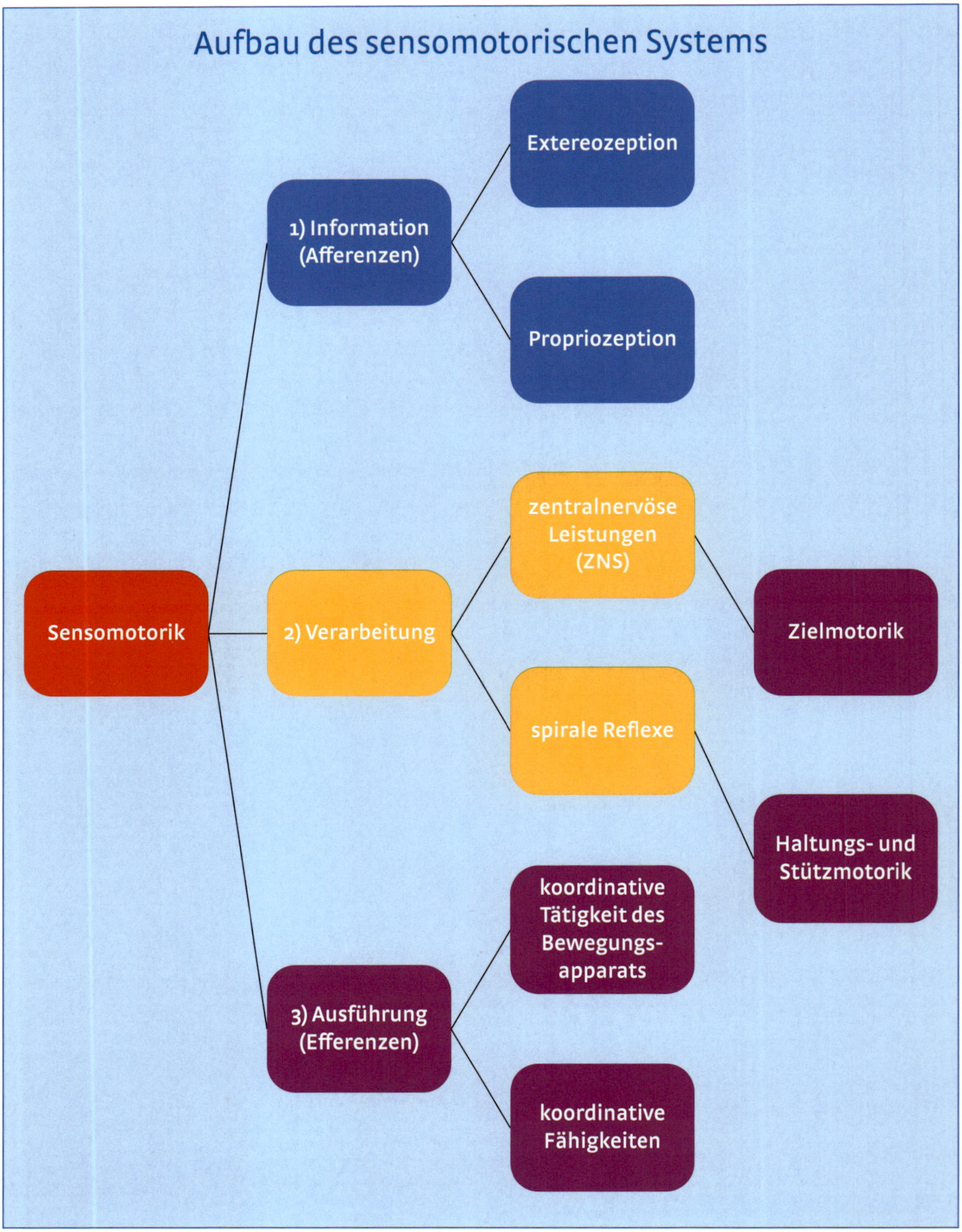

Das sensomotorische System
Es setzt sich aus unterschiedlichen Teilsystemen zusammen.

Information
Aufnahme und Weiterleitung von Informationen aus der Umwelt wie Sehen, Hören, Schmecken, Riechen, Druck, Vibration, Schmerz, Wärme- und Kälteempfinden.

Verarbeitung
Die Verarbeitung der Informationen kann über das Großhirn oder über spinale Reflexe erfolgen. Die motorischen Reflexe sind wichtige Bestandteile der Bewegungskontrolle, sie dienen der Fixierung von Gelenkstellungen, der muskulären Aktivitätsbereitschaft und dem Schutz vor Überlastungen.

Ausführung
Außer geplanten Willkürbewegungen (Willkürmotorik) vermitteln die Skelettmuskeln auch die aufrechte Körperhaltung (Stützmotorik), die stark über Reflexe gesteuert ist.

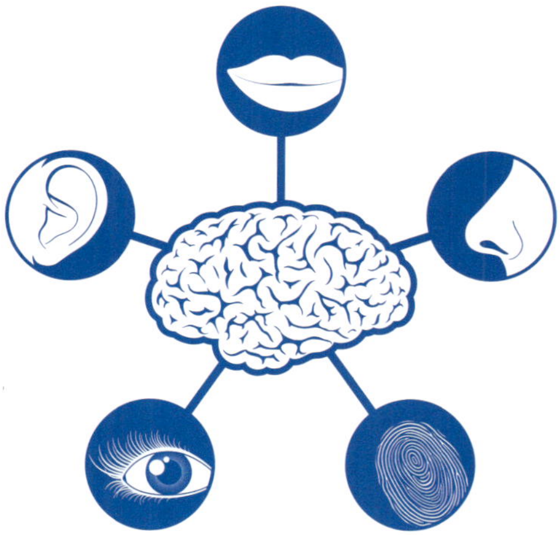

Die fünf Sinne

Kurzer Fuß nach JANDA

Durch die Intensivierung des Fußsohlenkontaktes können nach JANDA reflektorisch gehemmte und dadurch abgeschwächte Muskelketten aktiviert werden. Bei regelmäßiger Wiederholung werden dadurch Fehlhaltungen korrigiert. Diese Therapieform ist in der Physiotherapie unter dem Begriff der Propriozeptiven Sensomotorischen Fazilitation (PSF) bekannt.
Indikationen für diese Therapie sind Kniegelenkprobleme sowie Fußfehlstellungen (Knickfuß, Senkfuß, Spreizfuß). Dabei werden die drei Druckpunkte des Fußes nachgespürt (Ferse, Großzehenballen und Zehenballen). Durch Heranziehen des Vorfußes zur Ferse hin wird eine Spannung aufgebaut, zusätzlich werden die Knie nach außen gebracht und für zehn Sekunden gehalten.
Bei dieser Übung, die auf dem Balancepad sehr effektiv durchzuführen ist, da sich der Sohlenkontakt intensiviert, werden die Fußsohlenrezeptoren gezielt gereizt. Damit aktiviert man reflektorisch angesteuerte, nicht der Willkürmotorik zugeordnete, wirbelsäulenstabilisierende Muskeln.

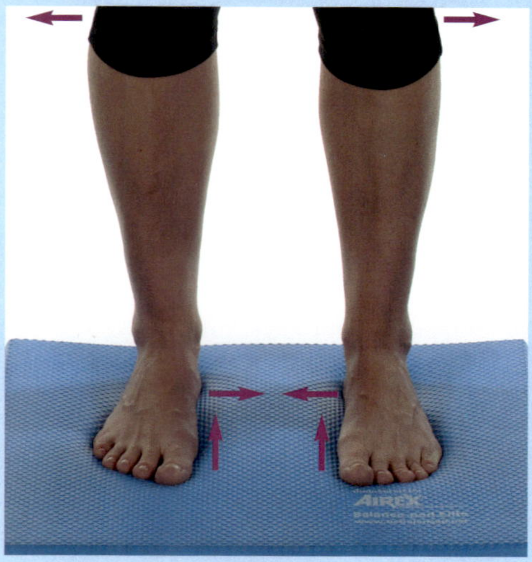

Wirkung des Balance-pad – Manipulationstraining der unbewussten Bewegungskontrolle

Mit dem instabilen Untergrund des Balance-pad wird die Reizaufnahme sowie deren Verarbeitung und Steuerung von außen manipuliert. Sensorische Wahrnehmungen werden gezielt erzeugt, um die Bewegungskontrolle zu optimieren. Der Großteil dieser Bewegungskontrolle findet unbewusst, also ohne Beteiligung des Großhirns statt. Die meisten Bewegungen, die ein Mensch durchführt, sind nicht wirklich das Ergebnis von Planung oder Überlegung.

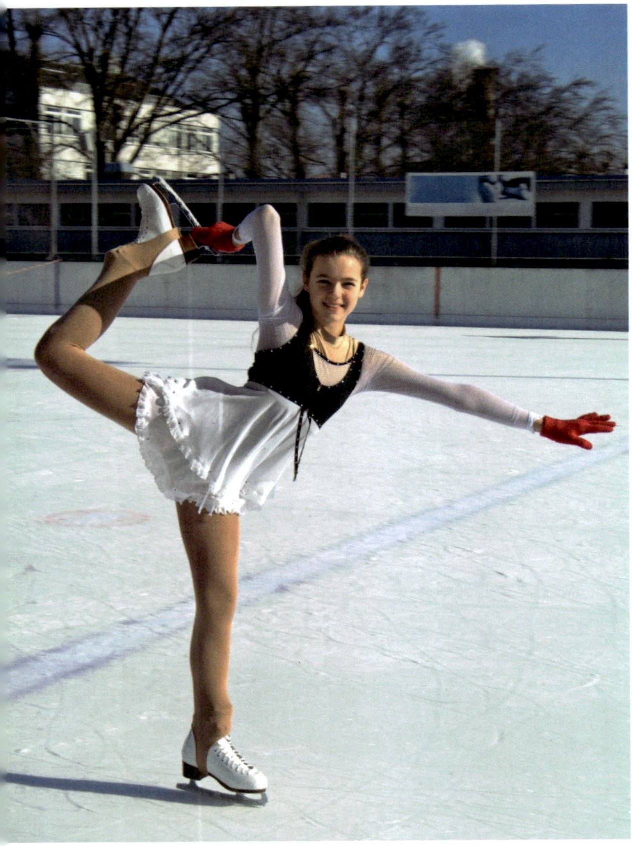

Auf glattem Untergrund ist Balance besonders gefragt.

Gleichgewicht im Sport

Die Gleichgewichtsfähigkeit spielt im Sport eine herausragende Rolle und kann bei zu geringer Ausprägung absolut leistungslimitierend sein. Dies gilt nicht nur für den Schwebebalken, auf dem die Balance elementar ist und wo ein Fehler zum Abbruch bzw. Verlassen des Gerätes führt, sondern für annähernd alle Sportarten, bei denen wir uns gegen die Schwerkraft aufrichten und mit ihr bewegen müssen. Besonders augenfällig wird eine gute Balance im künstlerischen Bereich, z. B. beim Tanz. Eine Ballettvorführung ist meistens eine Demonstration perfektionierter Gleichgewichtsfähigkeit. Bei statisch gehaltenen Bewegungen fällt eine schlechte Balance besonders deutlich auf.

In der Bewegung besitzen wir aber viele Kompensationsmöglichkeiten, um eine schlechte Gleichgewichtsfähigkeit zu verbergen. Nachteil einer fehlenden Bewegungssteuerung aufgrund mangelnden Gleichgewichts sind eine Belastungssteigerung der aktiven und passiven Bewegungselemente wie der Sehnen, Bänder und Gelenke sowie eine erhöhte Kraftanforderung. Diese hat eine schnellere Ermüdung zur Folge, was die Bewegung zusätzlich negativ beeinflusst. Eine perfekte, harmonische Bewegung ist dann nicht mehr möglich. Je ausgeprägter die Gleichgewichtsfähigkeit ist, umso bessere sportliche Leistungen sind möglich.

Die zentrale Fertigkeit, die beim Training auf dem Balance-pad verbessert werden kann, ist die Gleichgewichtsfähigkeit.

Nach neueren Erkenntnissen geht man davon aus, dass es von Natur aus keine gute oder schlechteGleichgewichtsfähigkeit gibt.

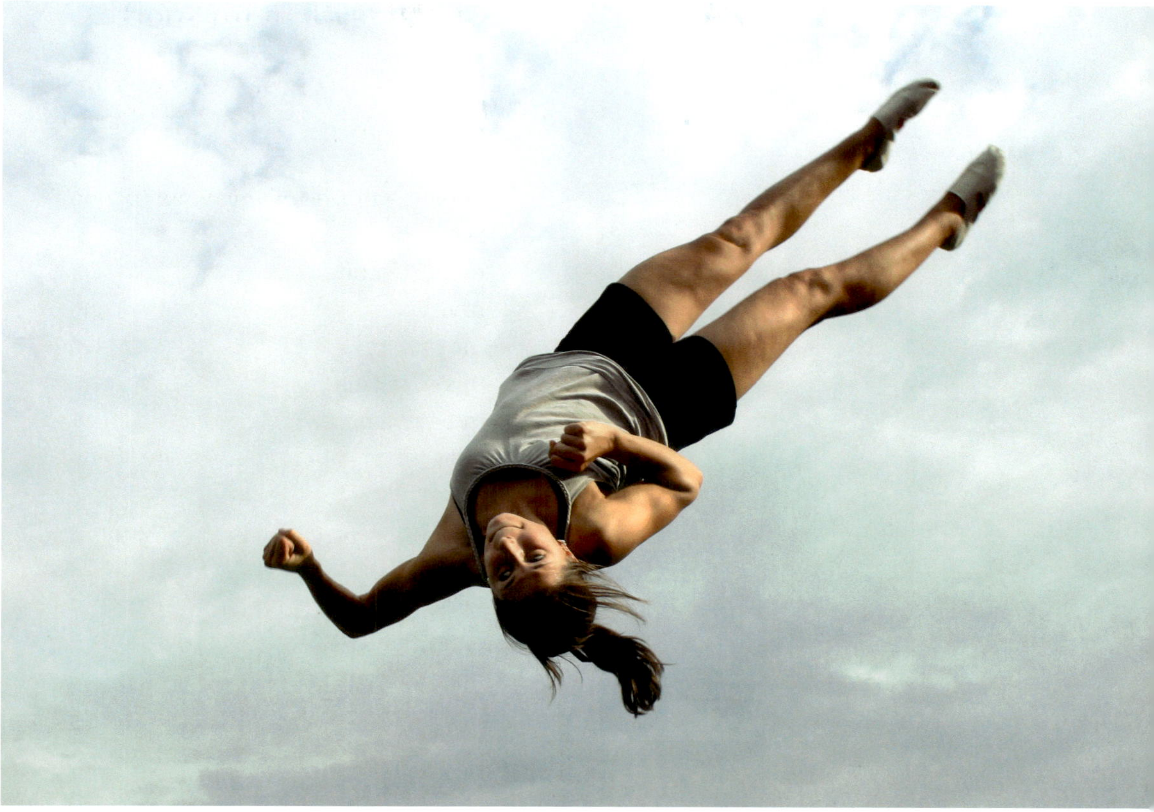

Komplexe Anforderung für das Gleichgewicht und die Stabilität

Die Gleichgewichtsleistungen des Menschen sind fertigkeitsspezifisch.
Im Sport sind zwei Arten von Gleichgewicht zu unterscheiden.

Statisches Gleichgewicht

Die statische Gleichgewichtsfähigkeit sorgt für eine ausbalancierte Position in relativer Ruhestellung, wie beispielsweise bei einem Einbeinstand. Dabei werden intensiv alle Informationen des kinästhetischen, des taktilen, des statico-dynamischen und des optischen Analysators verarbeitet, die den Körper in einer unbewegten Position stabilisieren. Innerhalb des Organismus passiert aber trotzdem sehr viel.

Dynamisches Gleichgewicht

Die dynamische Gleichgewichtsfähigkeit bezeichnet die Durchführung und Wiederherstellung der Balance bei großräumigen Lageveränderungen und Drehungen des Körpers. Hier arbeitet zusätzlich zu den genannten Reizen der Vestibularapparat, der die Raum- und Winkelveränderungen registrieren kann. Bei Sportarten, in denen es um schnelle Lageveränderungen geht, wie etwa bei Rotationen im Eiskunstlauf oder Salti im Turnen, ist die Qualität des Vestibularapparates leistungslimitierend. Mit wiederholten, schnellen Drehungen um die Körperlängs- oder -querachse kann dieses System rasch an seine Grenzen stoßen, eine Balance ist nicht mehr möglich.

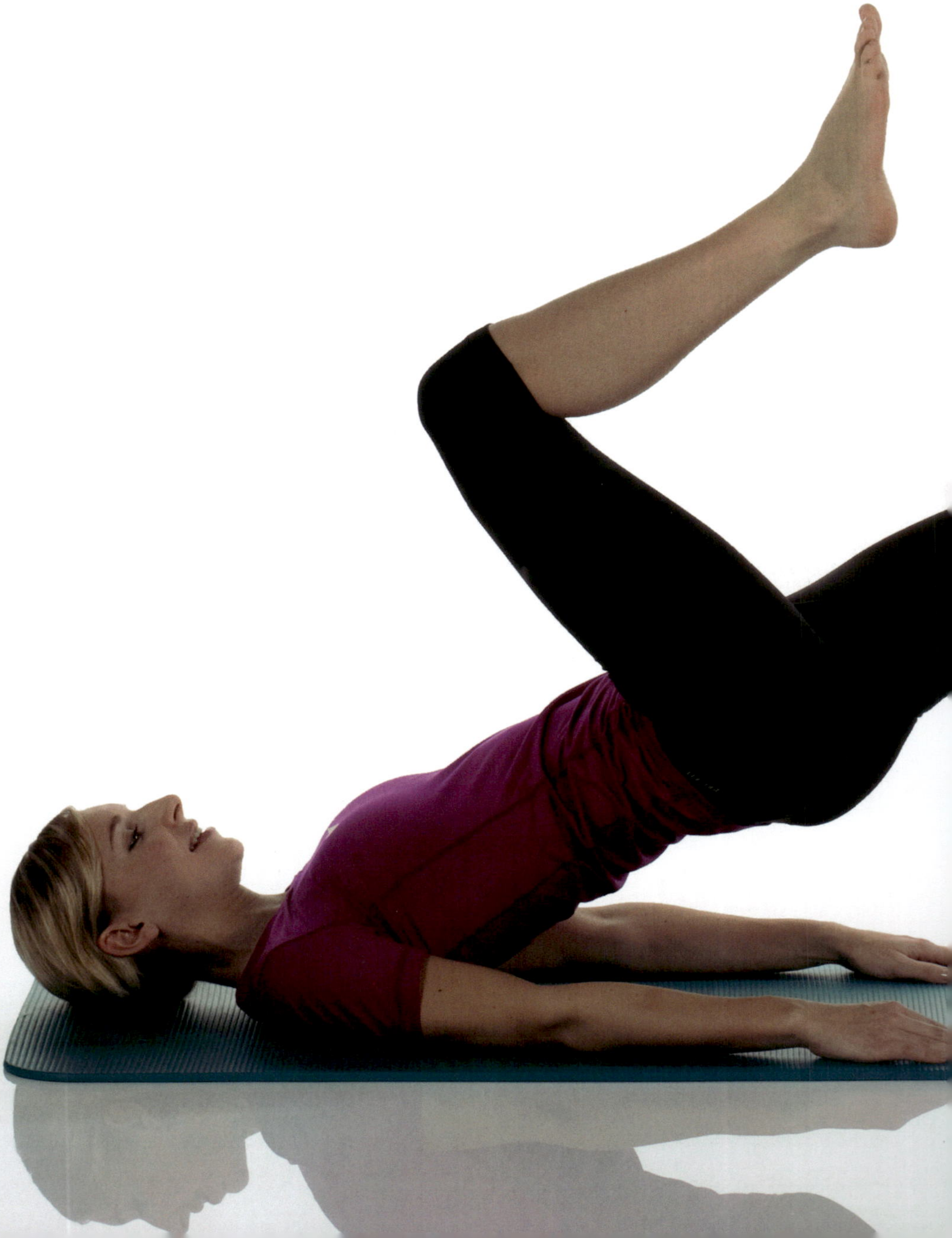

2

BeBalanced! –

das Konzept

BeBalanced! ist ein modernes Trainingskonzept mit besonderen Trainingsmitteln für jedes Alter. Der Schwerpunkt liegt dabei auf der Balance und der Stabilität. BeBalanced! kann von verschiedenen Zielgruppen mit unterschiedlichen Übungen angewendet werden.

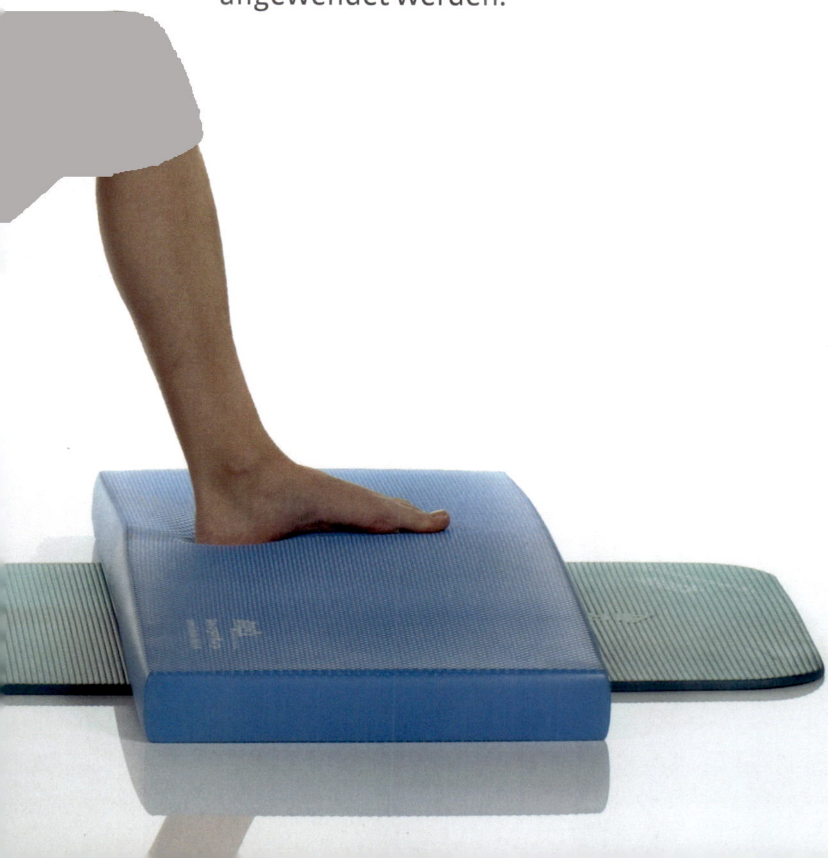

AIREX ® Balance-Produkte

AIREX® ist Weltmarktführer im Bereich Gymnastikmatten und verfügt über 50 Jahre Erfahrung in Schaumstofftechnik. Material und Qualität der Materialien bürgen für lange Lebensdauer, auch bei täglichem Einsatz. Alle Produkte erfüllen oder übertreffen die aktuellen gesetzlichen Normen in Bezug auf ihre Inhaltsstoffe.

Material und Qualität des AIREX®-Schaumstoffs

Der Produktname AIREX® setzt sich zusammen aus «Air« (Luft) und «ex« (aus), dem technischen Begriff des Expandierens. Beim Herstellungsprozess bilden sich bei dem knetgummiartigen Rohmaterial Millionen von Luftbläschen, die das Volumen um ein Vielfaches erhöhen, das Gewicht aber gleich bleibend tief halten und für die charakteristische Wirkung verantwortlich sind.
Da Schaumstoffprodukte durch das Volumen der eingeschlossenen Luftbläschen aus über 90 Prozent Luft bestehen, spart man wertvolle Rohstoffe. Alle Materialien besitzen thermoplastische Recycling-Eigenschaften und stellen damit gemäß dem heutigen Standard am Ende ihres langjährigen Lebenszyklus kein Risiko dar. Hervorzuheben ist die geschlossen zellige Struktur der Balance-Produkte, deren Hohlkammern nicht miteinander verbunden sind, sondern nur durch ihre Zellwand den Druck weitergeben und empfangen. Dieses Hohlkammerprinzip ist auch der Grund, warum keine Flüssigkeit aufgesaugt wird und im Wasser ein permanenter Auftrieb besteht. Während der Herstellung wird den Schaumstoffen auch noch eine chemische Rezeptur zugeführt, die einen permanenten Schutz gegen Bakterien und Pilzbefall bietet, was bei Produkten, die oft barfuß, beispielsweise in Fitnessstudios, von vielen Menschen genutzt werden, unabdingbar ist (SANITIZED® Verfahren).

Verschiedene Balance-Produkte

Es existieren verschiedene Balance-Produkte von unterschiedlicher Form, aber gleicher Funktionalität, die alle für dieselben Trainingsziele genutzt werden. Es wird die für den jeweiligen Anwendungsbereich und die Zielgruppe passende Form eingesetzt.

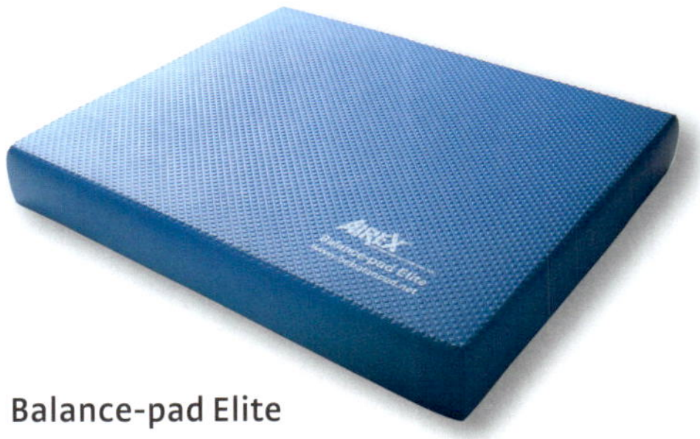

Balance-pad Elite

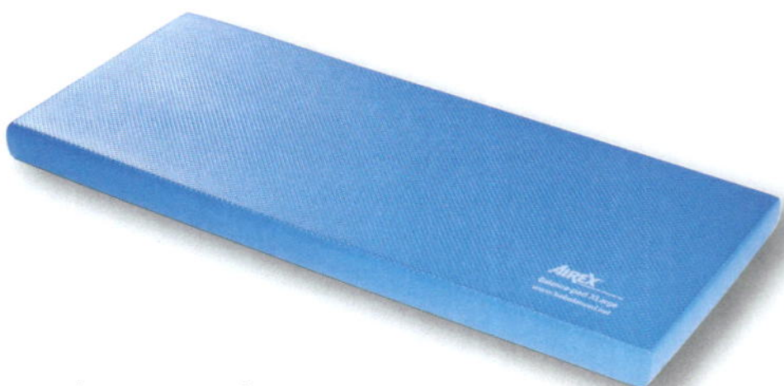

Balance-pad XLarge

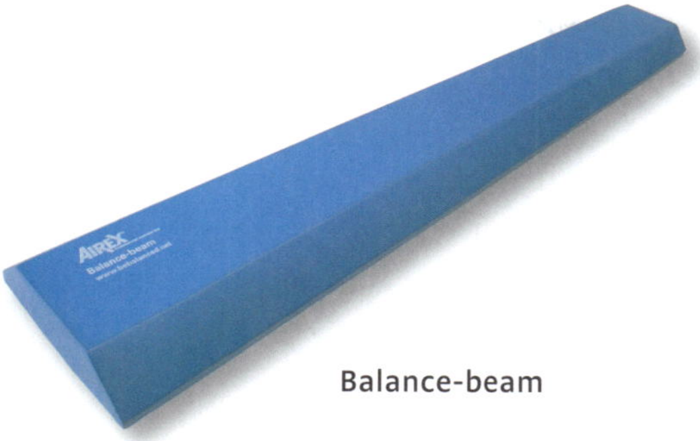

Balance-beam

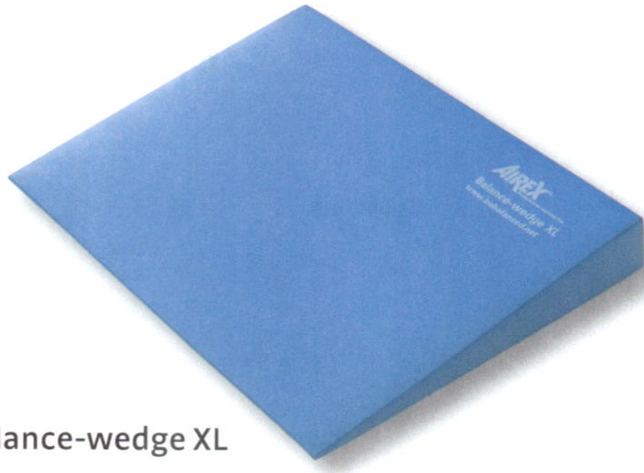

Balance-wedge XL

AIREX® Matten

AIREX® Matten sind seit jeher Teil des sensomotorischen Trainingskonzepts der Balance-Produkte und können durch Zusammenlegen oder Aufrollen auch als sensomotorisches Trainingsmittel eingesetzt werden. Als Unterlage ermöglichen sie aufgrund ihrer Querrillen einen optimalen Rutschschutz für das Balance-pad. Das extrem strapazierfähige Material wird bei Körperkontakt sofort warm, weich und dämpfend. Gelenke, Sehnen und Muskulatur können dadurch äußerst schonend und effizient trainiert werden (»Training wie auf Wolken«).

Funktionsweise

› Harte Matte

Die aufprallende Energie wird in sehr kurzer Zeit vernichtet.
Die Dämpfung wird als unangenehm hart empfunden und kann Gelenke, Sehnen und Muskulatur auf Dauer strapazieren.

› AIREX® Matte

Nicht zu hart, nicht zu weich. Der AIREX® Schaumstoff ist perfekt auf die einzelnen Anwendungen abgestimmt. Die Energie wird schonend und gleichmäßig absorbiert.

› Weiche Matte

Der Schaumstoff ist zu weich, um die aufprallende Energie aufzufangen. Harte Schläge sind unvermeidbar und können zu einer unangenehmen Belastung von Wirbelsäule und Gelenken führen.

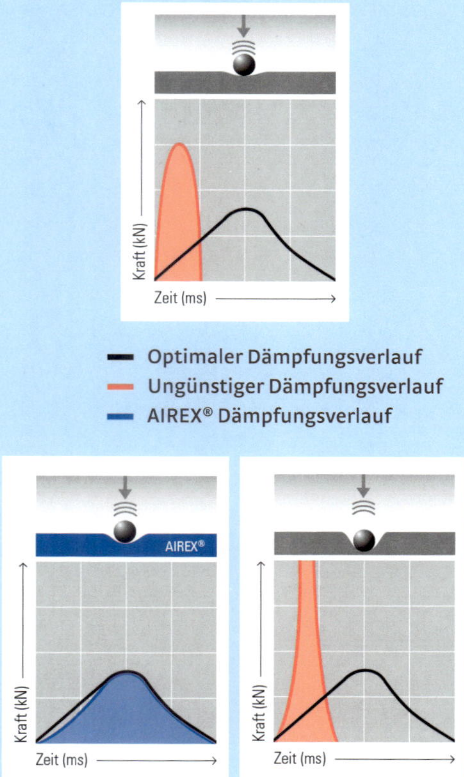

Materialeigenschaften der AIREX® Produkte:

Komfortabel
Weich, geschmeidig und hervorragend isolierend.

Dämpfend
Nachgiebig und haltgebend, Schutz vor Verletzungen.

Langlebig
Strapazierfähiges Material für jahrelange Bestform.

Hygienisch
Einfach zu reinigen, antibakterielle Sanitized® Ausrüstung.

Wasserabweisend
Geschlossenzelliger Schaumstoff, kein Eindringen von Wasser oder Schmutz.

Multifunktionell
Vielseitig verwendbar, Indoor, Outdoor und im Wasser.

Rutschfest
Oberflächenstruktur und spezielle Schäumtechnik verhindern Rutschen.

Flachliegend
Kein Stolpern dank flacher Auflage auf dem Boden.

CE-Konform
Hochwertige Materialien, strenge Qualitätsprüfungen.

Geprüft und empfohlen – AIREX® Produkte mit AGR-Gütesiegel

Immer mehr Menschen leiden unter Rückenschmerzen. Die »Aktion Gesunder Rücken e.V.« (AGR) vergibt ein Siegel für besonders rückenfreundliche Produkte. Auf dem Markt gibt es viele Produkte, die für den Rücken gesund sind. Das Gütesiegel der »Aktion Gesunder Rücken« zertifiziert solche rückengerechten Produkte.

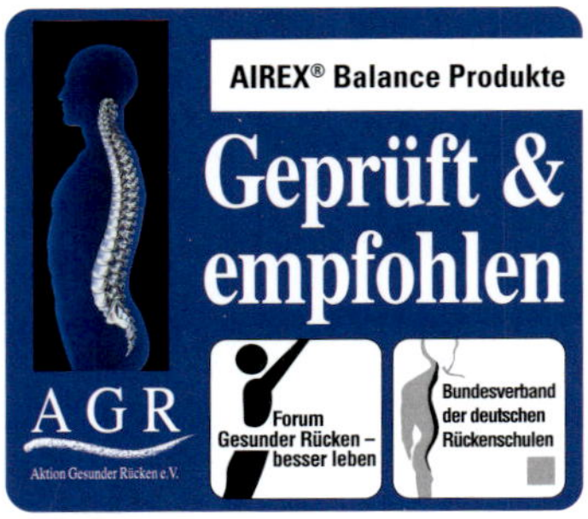

Auszug aus der Website des AGR® http://www.agr-ev.de

»Beim Balance-beam und Balance-pad Elite kommt Schaumstoff mit geschlossenzelliger Struktur statt Luft zum Einsatz. Beide Übungsgeräte eignen sich sehr gut zum sensomotorischen Training, als instabile Unterlage für zahlreiche Ausgangspositionen wie beid- oder einbeiniges Stehen, Knien, Sitzen und Liegen. Die destabilisierende Wirkung der Geräte führt zu einer Aktivierung der Steuerungsfunktionen des Gehirns. Dadurch werden Koordinationsfähigkeit und Reaktionsvermögen geschult sowie Körperhaltung, Zehen- und Fußfunktionen und Bewegungsabläufe verbessert. Durch die längliche Form, die an einen Schwebebalken erinnert, sind beim Balance-beam auch Bewegungsübungen mit mehreren Schritten möglich.«

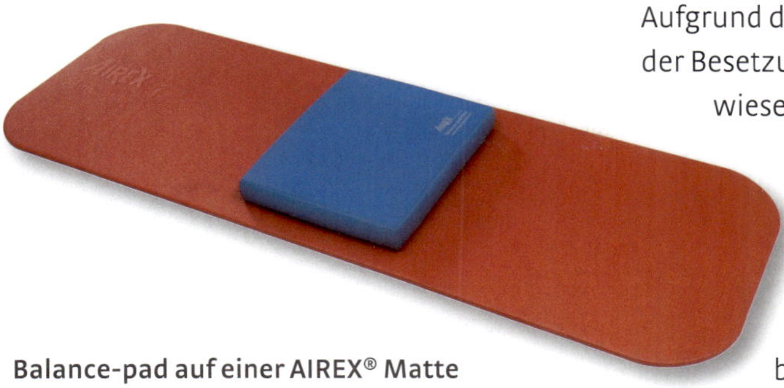

Balance-pad auf einer AIREX® Matte

Aufgrund der strengen Prüfkriterien und der Besetzung der Kommission mit ausgewiesenen medizinischen Experten genießt das AGR® Gütesiegel eine hohe Akzeptanz in der medizinischen Fachwelt. Geprüft und empfohlen vom Forum »Gesunder Rücken – besser leben e.V.« und dem »Bundesverband der deutschen Rückenschulen (BdR) e.V.«
Weitere Infos bei: AGR e.V., Pf. 103, 27443 Selsingen, Tel. 04284/92 69 990, www.agr-ev.de

AIREX® Matten und Balance-Produkte sowie der AIREX® Hydro-buoy wurden deshalb mit dem AGR® Gütesiegel ausgezeichnet.

Auch die Gymnatikmatten von AIREX® erfüllen die strengen Prüfkriterien und sind mit dem AGR® Gütesiegel ausgezeichnet. Die Begründung liefert das AGR® selbst:
»Drinnen, draußen und im Wasser – eine gute Matte ist überall einsetzbar. Rücken- und Gymnastikübungen, aber auch Yoga, Pilates oder Body & Mind-Übungen erfordern eine geeignete Unterlage. Diese sollte unter anderem rutschfest, einfach zu reinigen und zu handhaben sein sowie über gute Dämpfungseigenschaften verfügen, um vor Verletzungen zu schützen. Eine antibakterielle Ausrüstung soll verhindern, dass sich Bakterien oder Schimmelpilze auf der Matte bilden können. Auch vor Bodenkälte muss eine gute Matte schützen. Idealerweise ist diese langlebig und vielseitig einsetzbar, z.B. im Wasser oder als sensomotorisches Trainingsgerät.
AGR® geprüfte Matten erfüllen diese umfangreichen Anforderungen. Gelenke, Sehnen und Muskulatur können auf ihnen äußerst schonend und effizient trainiert werden. Zudem eignen sie sich optimal als Unterlage für die Balance-Produkte sowie die luftgefüllten Ballkissen und andere Hilfsmittel.«

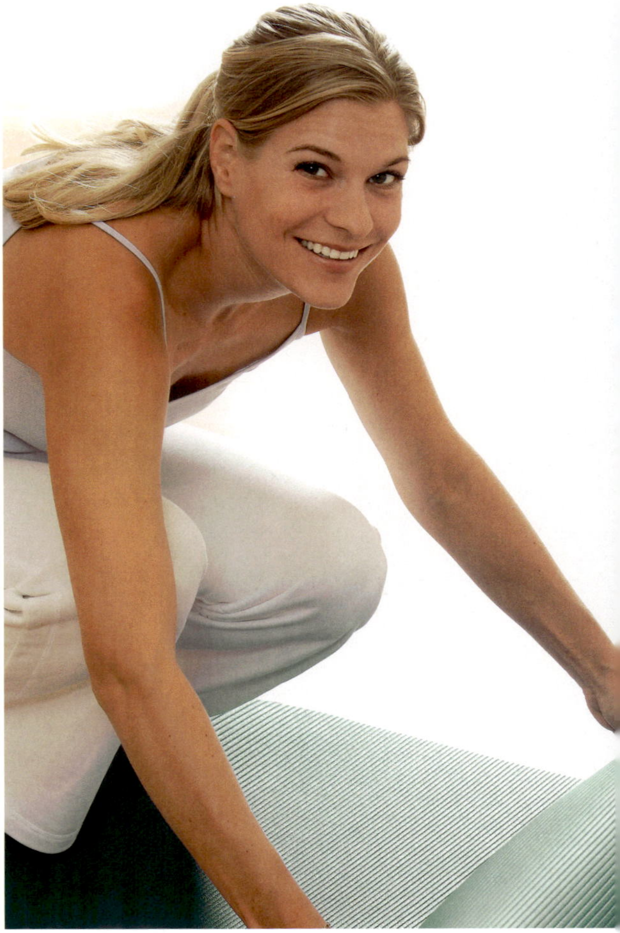

AIREX® Matten liegen immer flach auf und sind schnell körperwarm.

Zielgruppen

BeBalanced! ist ein modernes Trainingskonzept, das für alle Zielgruppen entsprechende Übungen und Konzepte bietet. Diese können alleine, beim Personal-Training oder in Gruppenstunden durchgeführt werden.

Sportler

Zur Verbesserung und Stabilisierung der Bewegungskoordination bei allgemeinen und Sportart spezifischen Bewegungen sowie zur Verletzungsprophylaxe und Rehabilitation nach Verletzungen

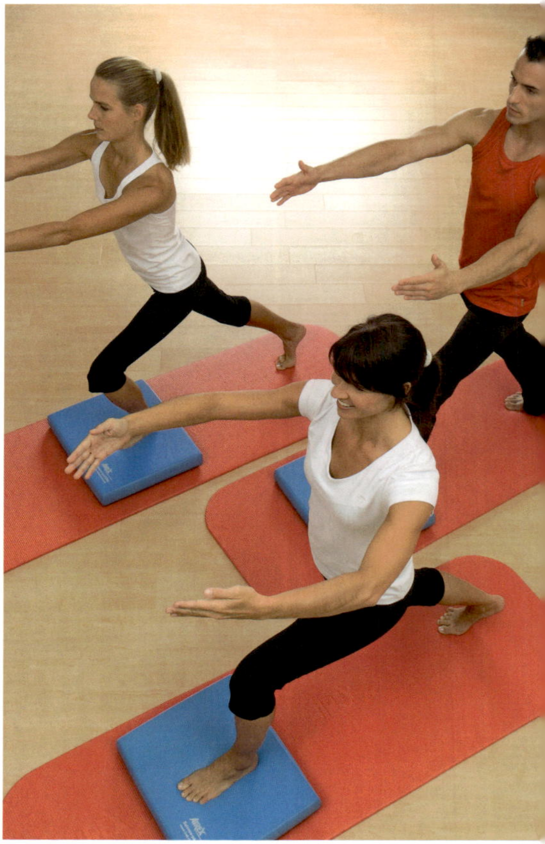

Klassische Bewegungen wie der Ausfallschritt müssen auf dem Balance-pad neu kontrolliert werden.

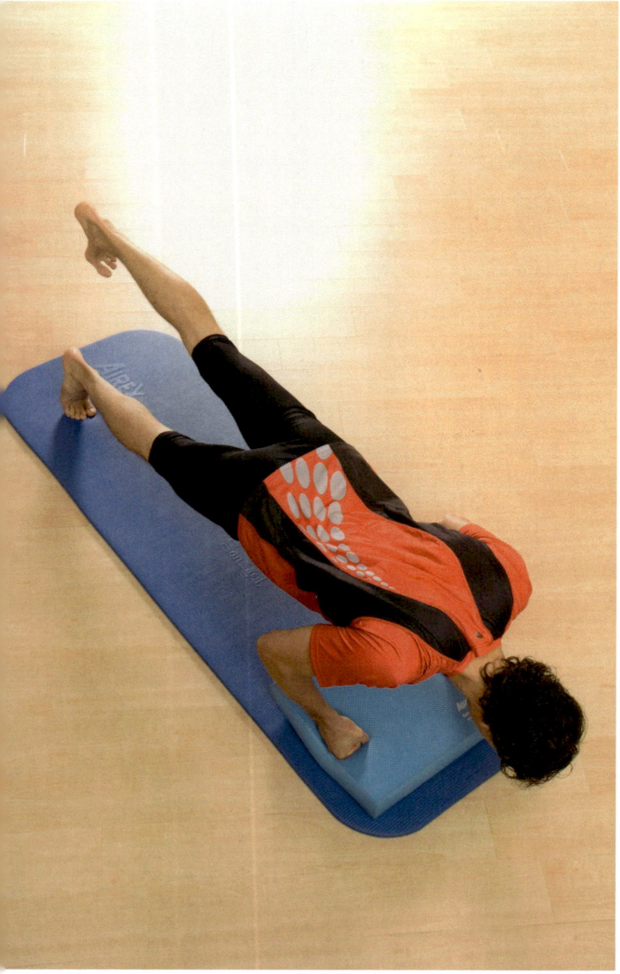

Fitness

Mit dem Balance-pad lassen sich sowohl individelle Übungen als auch komplette Stundenprogramme im Rahmen einer Fitnessstunde in einem Fitnessstudio oder einem Verein durchführen. Dabei können unterschiedliche Stundenschwerpunkte gesetzt werden, die Cardio-, Rücken- oder Toning-Elemente miteinander in einem Stundenbild vereinen.

Stützen auf dem Balance-pad bringt mehr Wirkung als ohne diese Unterlage.

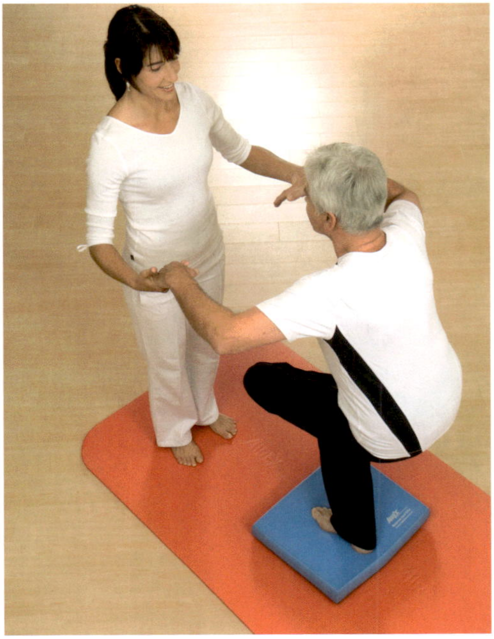

Assistiertes Gleichgewichtstraining für Senioren

Senioren

Mit den Balance-Produkten lassen sich vor allem qualitative Elemente der Bewegungssteuerung effektiv trainieren. Der Erhalt des Gleichgewichts und der Mobilität sind lohnende Trainingsziele für Senioren. Übungen zur Sturzprophylaxe im Alter können mit dem Balance-pad in idealer Weise kombiniert werden.

Frauen

Das Beckenbodentraining mit dem Balancepad ist gut geeignet zur Rückbildung nach der Schwangerschaft sowie zur allgemeinen Stärkung des Beckenbodens. Durch die Möglichkeit, Druck gegen und in das Balance-pad zu entwickeln, können die entsprechenden Muskeln sanft und gezielt angesteuert werden.

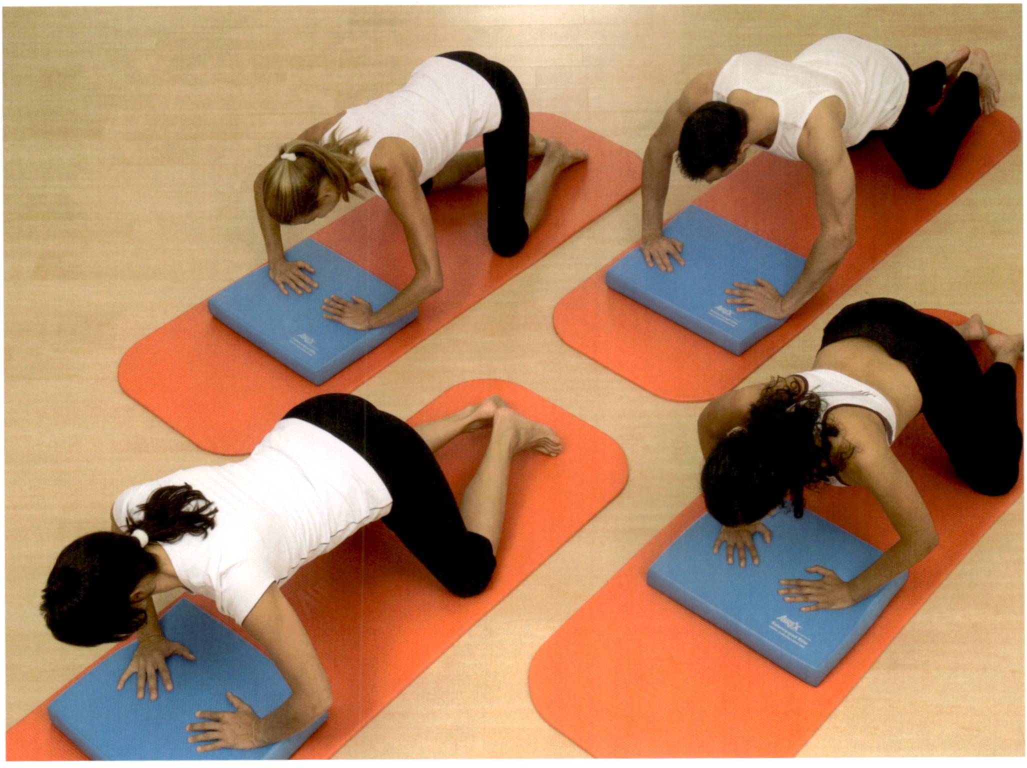

Stützpositionen kräftigen die Handgelenke.

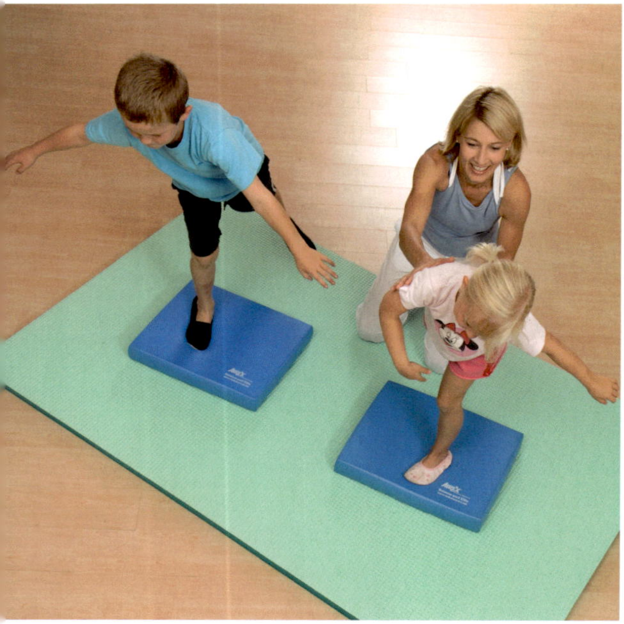

Kindgerechte Spielformen auf dem Balance-pad

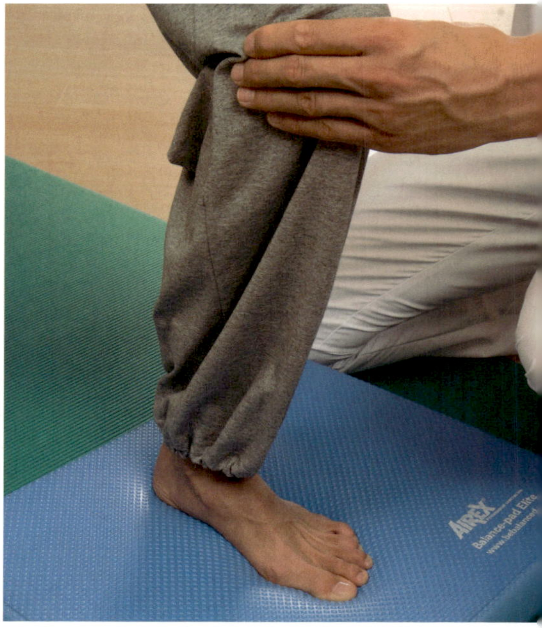

Gelenkachsenkontrolle auf dem Balance-pad

Kinder

Sie haben heutzutage ein zu geringes Aktivitätsniveau. Dadurch verschlechtern sich die koordinativen Ausgangsbedingungen rapide. Die Gleichgewichtsfähigkeit als Basiskomponente der Koordination kann mit dem Balance-pad mit altersgemäßen Spiel- und Übungsformen trainiert werden. Damit stellt es ein sehr interessantes Trainings- und Spielgerät für Kinder dar.

Physiotherapie/Rehabilitation

Personen mit Zustand nach Verletzungen und/oder Operationen (besonders an der unteren Extremität, aber auch bei Rückenbeschwerden und Bandscheibenvorfall) können durch ein physiotherapeutisch angeleitetes Übungsprogramm verloren gegangene Elemente der Bewegungssteuerung schnell und effektiv wieder auftrainieren, um in den Alltag zurückkehren zu können.

Heimtraining

Das Balance-pad ist ein ideales Trainingsgerät für das individuelle Training in den eigenen vier Wänden. Wenn man es in gewohnte Tagesabläufe integriert, wie z. B. das Zähneputzen, kann man qualitativ trainieren, ohne zusätzlich Zeit investieren zu müssen.

Aquafitness

Da alle Balance-Produkte einen Auftrieb besitzen und der Hydro-buoy extra für den Einsatz im Wasser konzipiert wurde, lässt sich das Trainingssystem auch dort umsetzen.

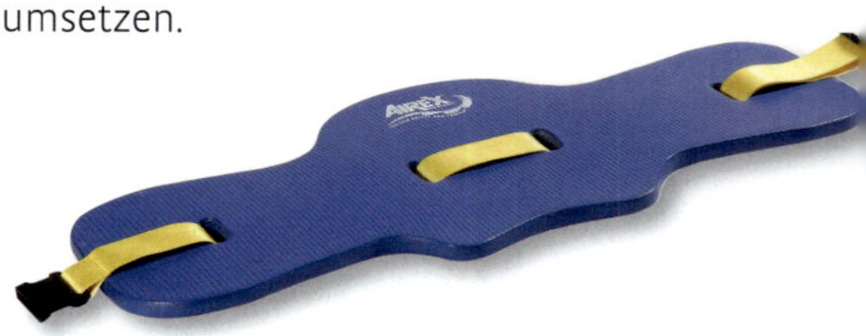

Der Hydro-buoy – ein Aqua-Fitness-Klassiker

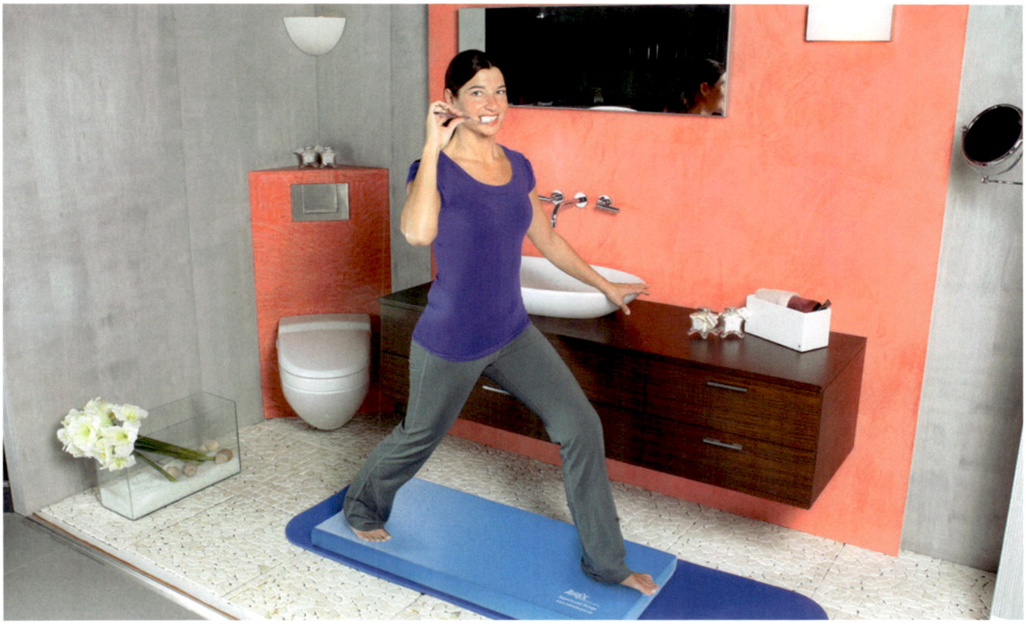

Heimtraining auf dem Balance-pad

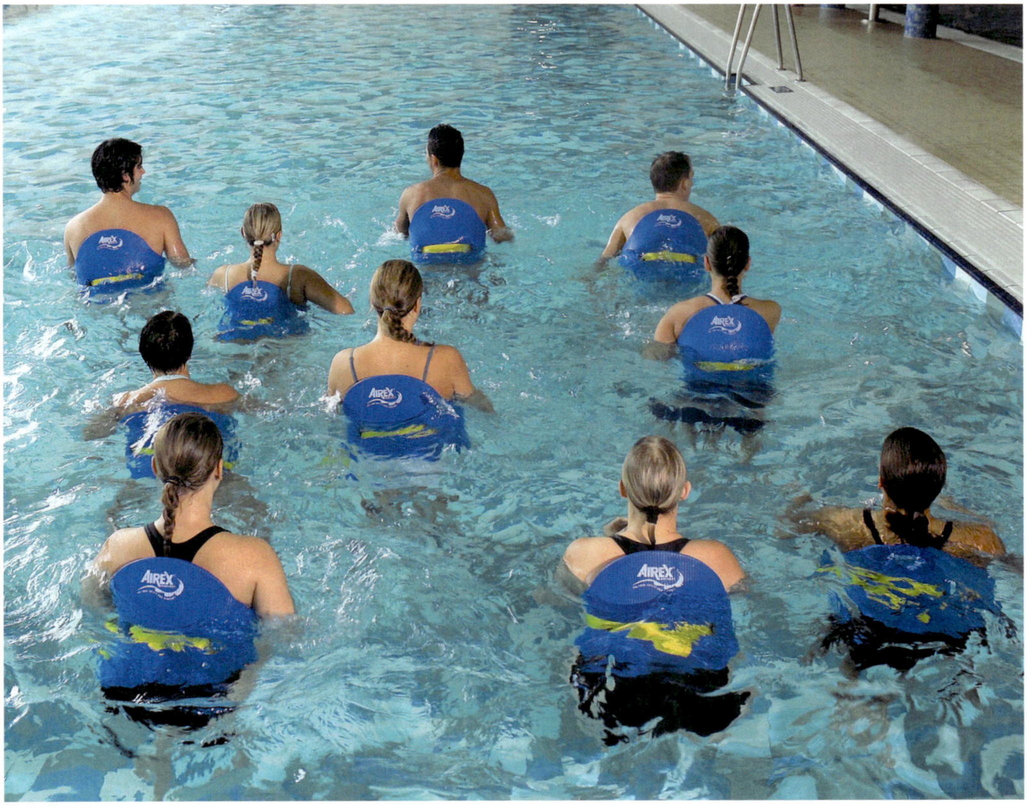

Aquatraining – eine der beliebtesten Gymnastikformen

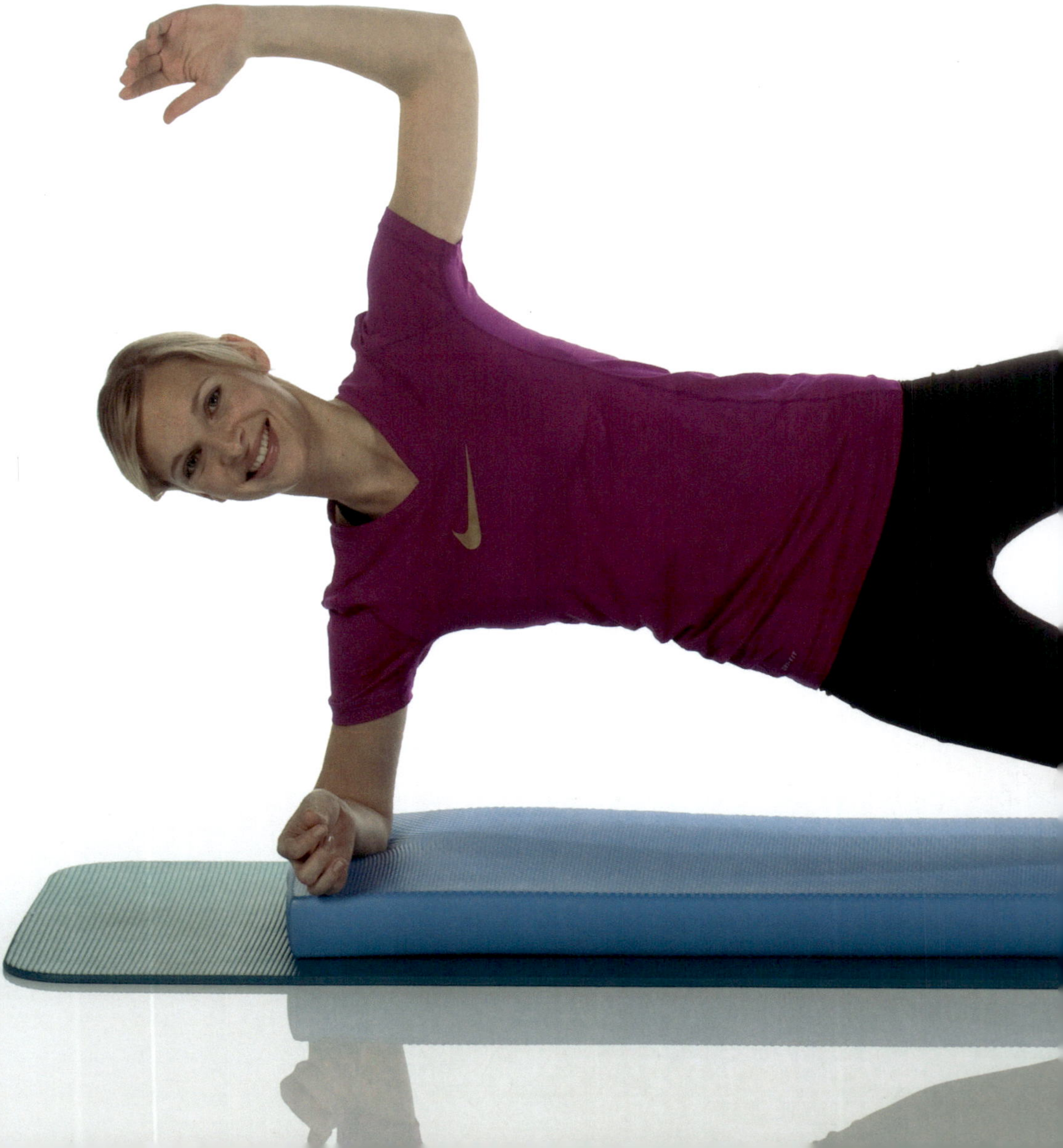

3

Methodik –

das »Wie« des Trainings

BeBalanced! ist ein besonderes Training bei dem einige Dinge beachtet werden müssen. Kenntnisse der Sensomotorik sind ebenso wichtig wie Anatomische Besonderheiten des Fußes. Damit kann eine bessere Gelenkkontrolle und damit das Haltungsbewusstsein aktiv geschult werden. Wie bei allen qualitativen Trainingsformen sind ebenso Besonderheiten in der Belastungsgestaltung zu beachten.

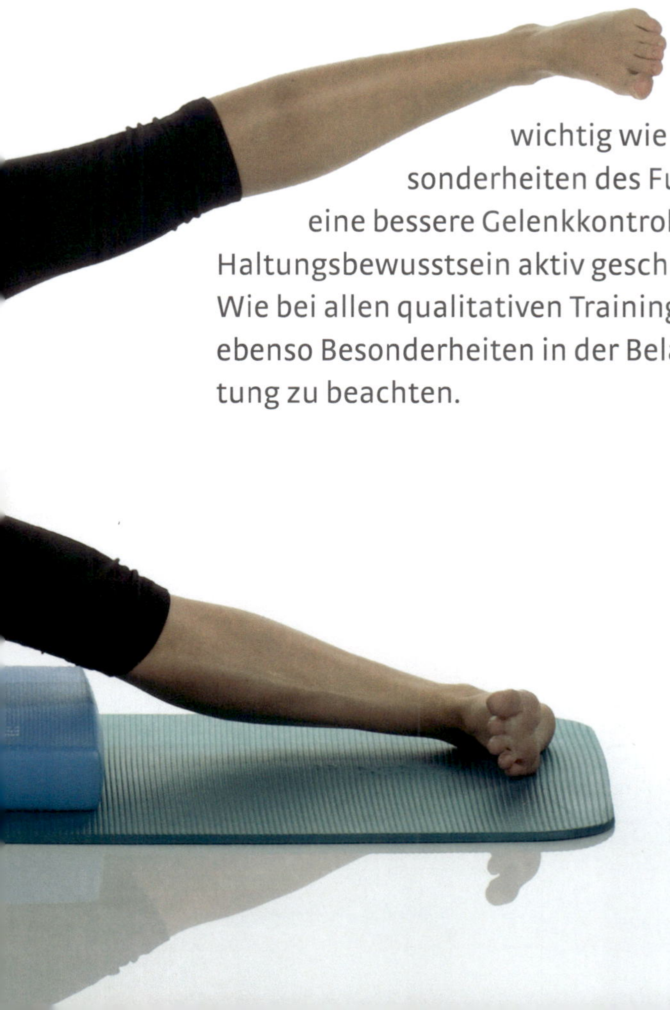

Barfußtraining

Aus der Anatomie des menschlichen Fußes ergeben sich drei knöcherne Stützpunkte des Fußes: die Ferse, der Großzehenballen und der Kleinzehenballen. Diese werden als Dreipunktbelastung gekennzeichnet und sind zentrale Elemente aller Stützübungen auf dem Balance-pad.
Die Anforderungen an die Füße stellen eine komplexe Mischung aus Beweglichkeit, Kraft und Stabilität dar. Durch fehlende Bewegung, Versagen oder Abschwächen von Fußmuskeln kommt es häufig zu Fußfehlstellungen wie Plattfuß oder Hohlfuß. Das Barfußtraining auf dem Balance-pad kann hier ein probates Mittel sein, um den Beschwerden präventiv und rehabilitativ wirksam entgegenzuwirken.

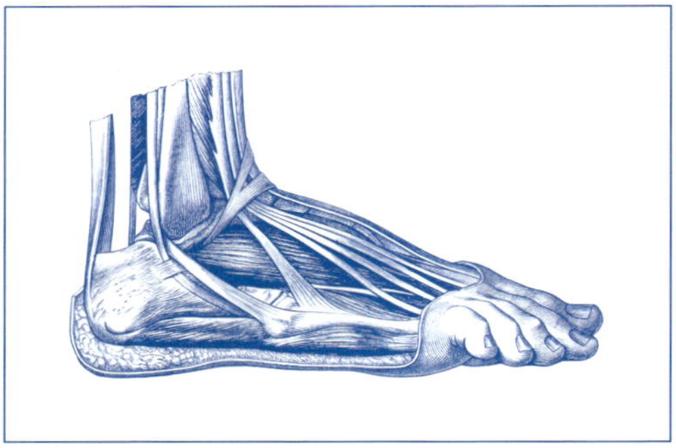

Band- und Sehnenapparat des Fußes

Vorteile von Barfußtraining allgemein

- Wahrnehmungsförderung des Fußes über vermehrten taktilen Input (sehr große Anzahl an Rezeptoren pro Quadratzentimeter)
- Verbesserte Durchblutungssituation der Füße
- Flexibilität und Anpassungsfähigkeit des Fußes werden gefördert

Körperhaltung

Die Grundposition beim Erspüren der Dreipunktbelastung ist eine aufrechte, funktionelle und ökonomische Körperhaltung, entgegen der Schwerkraft. Der aktive aufrechte Stand beginnt bei den Füßen. Diese sind in etwa hüftbreit geöffnet, die Fußspitzen zeigen leicht nach außen, und das Gewicht

Veränderte Fußpositionen verändern die Druckbelastungen.

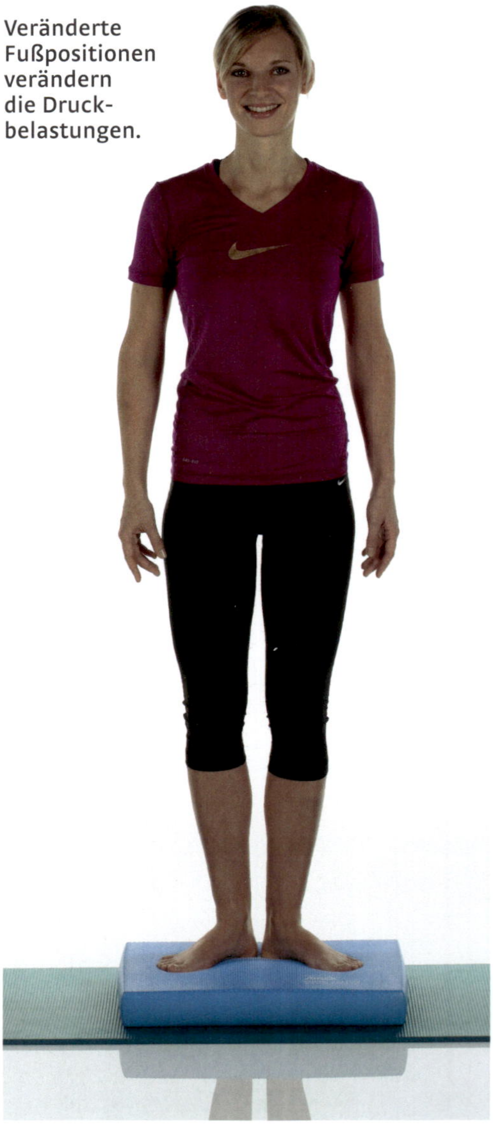

wird entsprechend der Dreipunktbelastung gleichmäßig verteilt. Die Knie sind zur aktiven Stabilisation der Kniegelenke minimal gebeugt, das Becken befindet sich in Mittelstellung. Beckenboden-, Bauch- und Rückenmuskulatur sind aktiviert bzw. angespannt. Das Brustbein ist angehoben, die Schultern sind tief, und der Kopf befindet sich in Verlängerung der Wirbelsäule. In Stützpositionen wie dem Unterarmstütz verändert sich natürlich die Gewichtsverteilung. Ziel ist aber immer, mit den beteiligten Gelenken maximales Gleichgewicht und maximale Stabilität zu erzielen.

Gelenkstabilisierung

Die Fähigkeit, die Gelenke und die Wirbelsäule in allen Körperlagen und -positionen zu stabilisieren, beeinflusst die Qualität jeder Bewegung. Dieser Grundsatz gilt für Alltagsbewegungen bis hin zu sportlichen Höchstleistungen.

An der Gelenkstabilisation sind folgende drei Systeme beteiligt:

Der passive Bewegungsapparat:
Knochen, Bänder und Kapseln übermitteln Informationen an das zentrale Nervensystem und haben damit sensorische Aufgaben.

Der aktive Bewegungsapparat:
Muskeln und Sehnen steuern die Feineinstellung und Stabilisierung der Gelenke, die Körperhaltung, die Bewegung und die Bewegungskontrolle.

Das zentrale und periphere Nervensystem:
Die Propriozeptoren, das Gehirn, das Rückenmark sowie afferente und efferente Nervenbahnen steuern und regeln die Bewegungsentwürfe, die Bewegungsausführung, die Bewegungskontrolle und die Bewegungskorrektur.

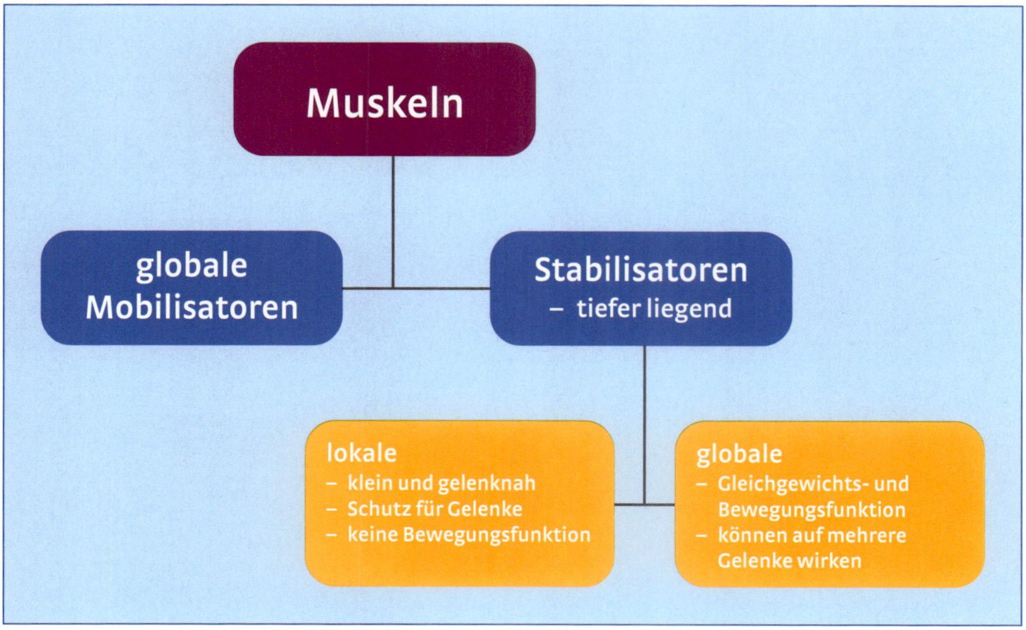

Lokale Stabilisatoren

- Stützen das Gelenk wie eine aktive Zusatzkapsel.
- Können einen Verlust an passiver Stabilität, z. B. nach Bandscheibenvorfall, ausgleichen.
- Werden vor jeder Belastung aktiviert, sind also »vorprogrammiert«, um zu sichern.
- Besitzen primär langsame motorische Einheiten, d.h. sie arbeiten mit sehr wenig Kraft und sind resistent gegen Ermüdung (»tonische« Qualität), Dauertonus.
- Sorgen dafür, dass 3 % Anspannung für einen beginnenden Schutz reichen und mit 25 % Aktivität das maximale Schutzvermögen des lokalen Systems erzielt ist.
- Sind biomechanisch und histologisch nicht geeignet zur Erzeugung von Kraft oder Bewegung.
- Garantieren stützmotorische Aktivität über segmentale Einstellung.
- Bilden die Basis für die zielmotorische Aktivität der globalen Mobilisatoren.
- Liegen, im Querschnitt betrachtet, nah am Gelenk in der Tiefe des Körpers, sind von außen nicht sicht- oder tastbar.

Ein gelenkstabilisierendes sensomotorisches Training hat zum Ziel, einen Reiz auf die lokalen Stabilisatoren zu setzen.

Globale Stabilisatoren

Sie haben Stabilisierungsfunktion und geringe Bewegungsfunktion, sorgen für Vertikalisation, Stütz- und Zielmotorik; sie sind aktiv in Abhängigkeit von der jeweiligen Funktion.

Globale Mobilisatoren

Oftmals übernehmen die globalen Muskelgruppen die Funktionen der ausgefallenen lokalen Stützmuskeln. Diese sind in ihrer Funktion jedoch nicht auf Dauerleistung ausgelegt. In der Folge kommt es zu Verspannungen, Schmerz und langfristig zu pathologischen Veränderungen.

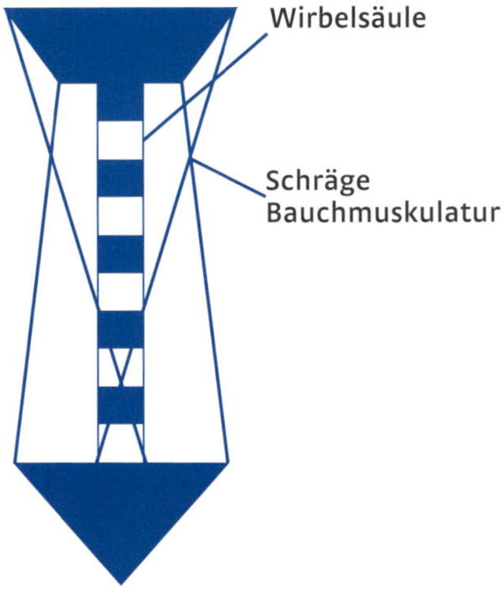

Gleichgewicht und Bewegung

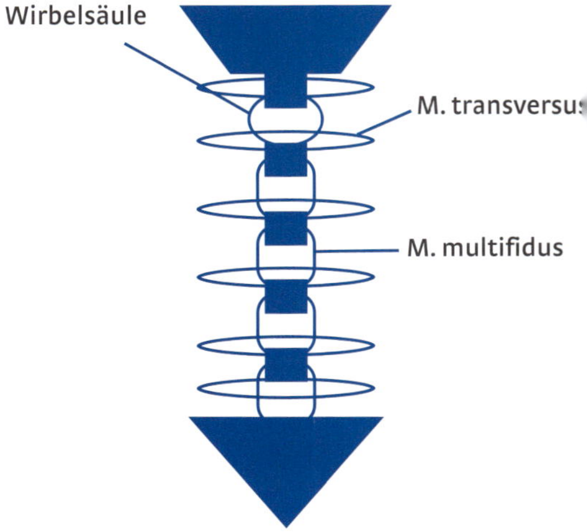

Segmentaler Schutz
› wenig Kraftaufwand nötig
› frühzeitige Aktivierungsfunktion für Bewegung

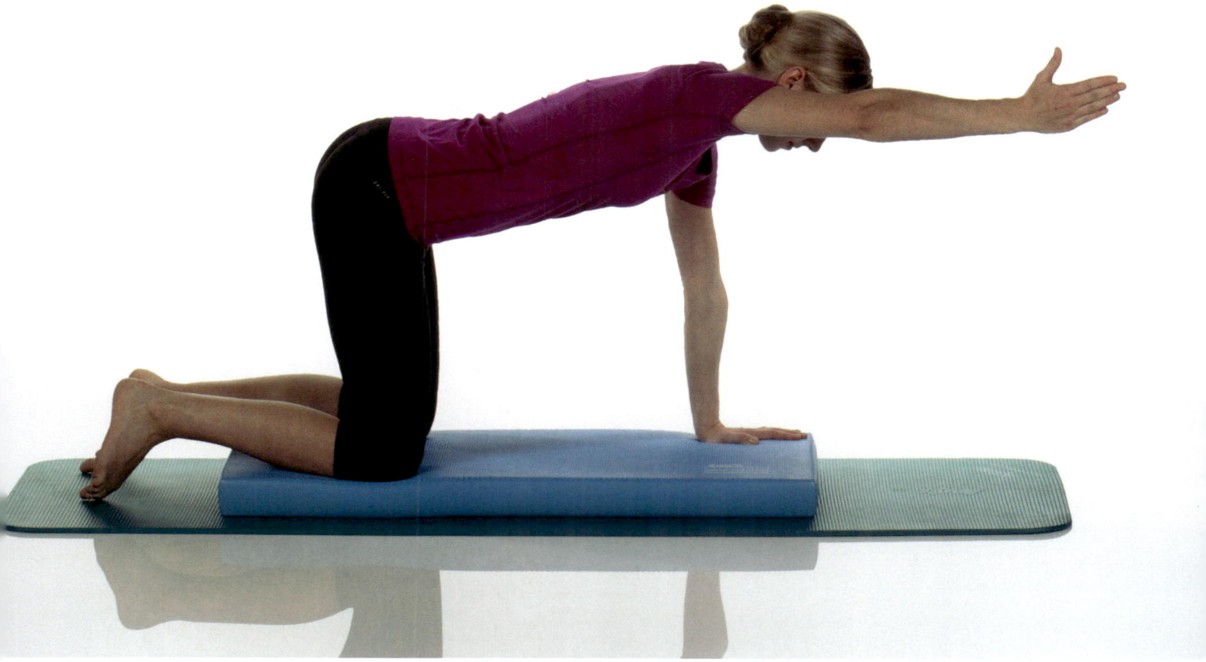

Dreipunktstützposition auf dem Balance-pad XLarge

Trainings- und Belastungsmerkmale für sensomotorisches Training

Grundsätze:
- Übungsauswahl beachten
- Progressive Steigerung der Schwierigkeit
- Auf rutschfeste Unterlagen achten
- Permanente Variation der Bewegungsaufgabe
- Belastungshäufigkeit vor Belastungsumfang

Belastungsintensität:
- Vermeidung von Symptomverstärkungen
- Vermeidung von Qualitätsverlusten

Belastungsdauer:
- 20 – 60 Sekunden
- 8 – 15 Wiederholungen

Pausenumfang:
- Entspannungsphase 20 – 60 Sekunden
- Reduzierter Effekt durch zu lange Pausen

Belastungsform:
- Variation in der Bewegungsausführung
- Veränderung der äußeren Bedingungen
- Kombination von Bewegungsfertigkeiten
- Variation von Informationsaufnahmen

Belastungshäufigkeit
- Variation von einmal pro Woche bis täglich
- Häufigere Reize günstiger für die neuronale Vernetzung

Qualitative Bewegungsmerkmale

Die sensorischen Wahrnehmungen und die Reflexmotorik sind dem Übenden von außen nicht sichtbar zugänglich, finden aber sehr intensiv statt. Um eine Rückmeldung über die Qualität der Vorgänge zu bekommen, können äußerlich sichtbare Bewegungsqualitäten herangezogen werden, nach deren Kriterien er seinen Trainingszustand beurteilen kann.
Dazu gibt es allgemeine qualitative Beurteilungskriterien für sportliche Bewegungen:

Bewegungsrhythmus	Bewegungsmerkmal der zeitlichen Ordnung
Bewegungskopplung	Zweckmäßige Zusammenspiel der Teilbewegungen in einem Bewegungsablauf
Bewegungsfluss	Kontinuität des Verlaufs einer Bewegung, abgestimmtes Verhältnis von Kraftimpulsen
Bewegungspräzision	Übereinstimmung von Soll- und Istwert
Bewegungskonstanz	Übereinstimmung wiederholter Bewegungsabläufe beim Vergleich untereinander
Bewegungsumfang	Räumliche Ausdehnung eines Bewegungsablaufs
Bewegungstempo	Schnelligkeit von Gesamt- oder Teilbewegungen
Bewegungsstärke	Merkmal des Krafteinsatzes beim Bewegungsvollzug

Stufen der Balance und Stabilität im Trainingsfortschritt

Ein sensomotorisches Training mit dem Balance-pad muss bezüglich der Anforderung immer progressiv gestaltet werden, um optimale Trainingsreize zu erzielen. In Abhängigkeit von der jeweiligen Ziel- bzw. Trainingsgruppe und deren Niveau lassen sich grob zwei Stufen unterscheiden:

Stufe 1: statische Stabilität

Trainingsschwerpunkt ist die statische Stabilität durch Variation der sensorischen Aufnahme. Bewusst gewählte Positionen und langsame Bewegungsmuster geben dem Körper ausreichend Zeit, sein Gleichgewicht wiederherzustellen ohne Fehlbeanspruchungen auf Gelenke zu provozieren. Dabei soll eine einmal gewählte Ausgangsstellung möglichst stabil gehalten werden. Beim Einsatz des AIREX® Balance-pad werden die Anforderungen durch künstlich hergestellte instabile Situationen erschwert.
Ergänzend kann das Training in dieser Stufe durch das Schließen der Augen (Ausschaltung des visuellen Systems) oder durch Bewegungsaufgaben der oberen Extremitäten (Fangen, Werfen etc.) deutlich erschwert werden.

Stufe 2: dynamische Stabilität

Im Mittelpunkt der zweiten Stufe steht das Training der dynamischen Stabilität mit dem Ziel der Stabilisierung alltagsnaher Bewegung bzw. Verbesserung und Stabilisierung der Bewegungsabläufe unter erschwerten Bedingungen (instabiler Untergrund). Auch hier können, wie in Stufe 1, zur Intensitätssteigerung die Ausschaltung des visuellen Systems sowie die zusätzliche Aktivität der oberen Extremitäten durch Bewegungsaufgaben hilfreich sein.
Dies darf dann im weiteren Trainingsverlauf unter erschwerten Bedingungen oder reaktiv mit Sprungformen kombiniert werden.

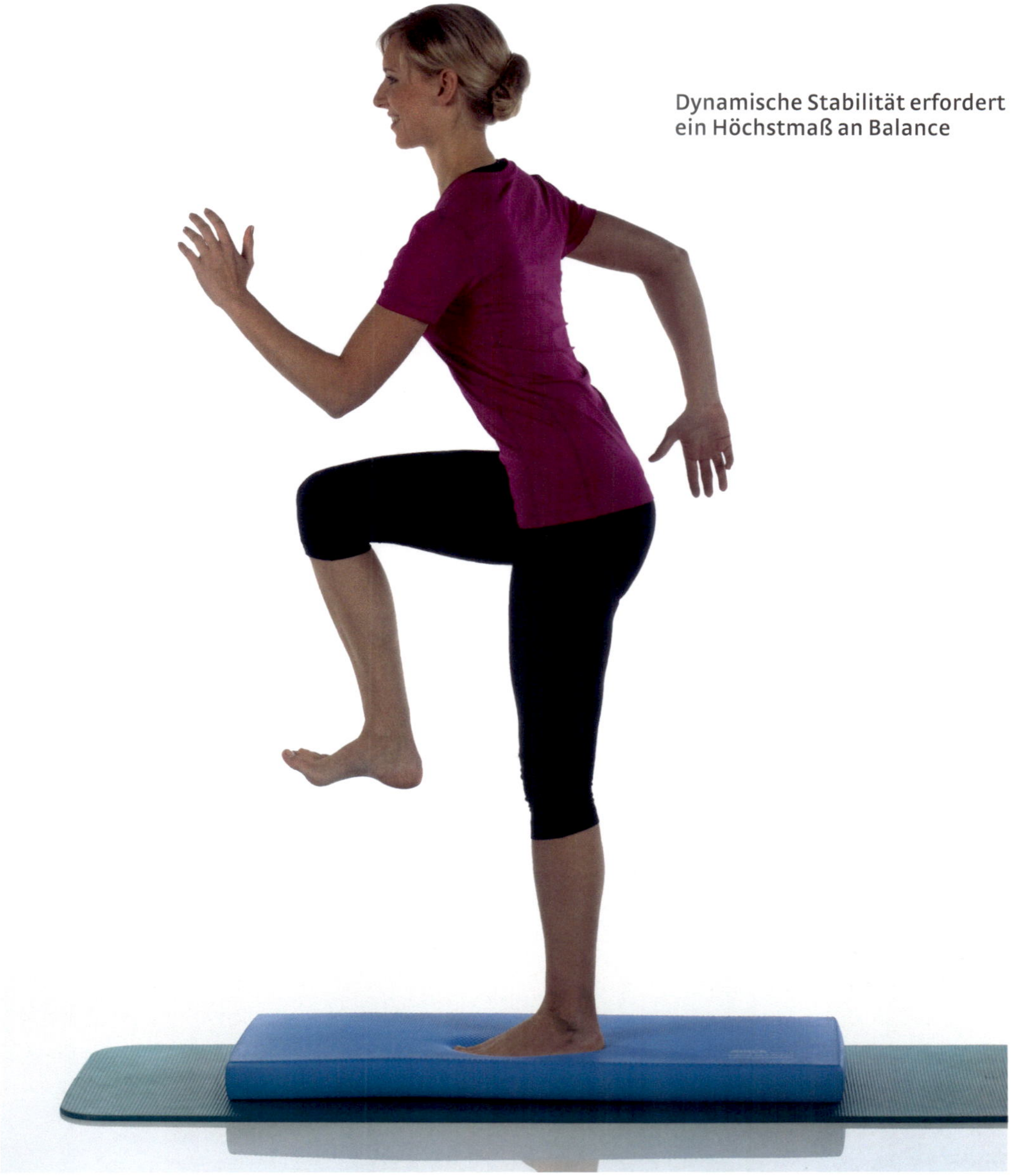

Dynamische Stabilität erfordert ein Höchstmaß an Balance

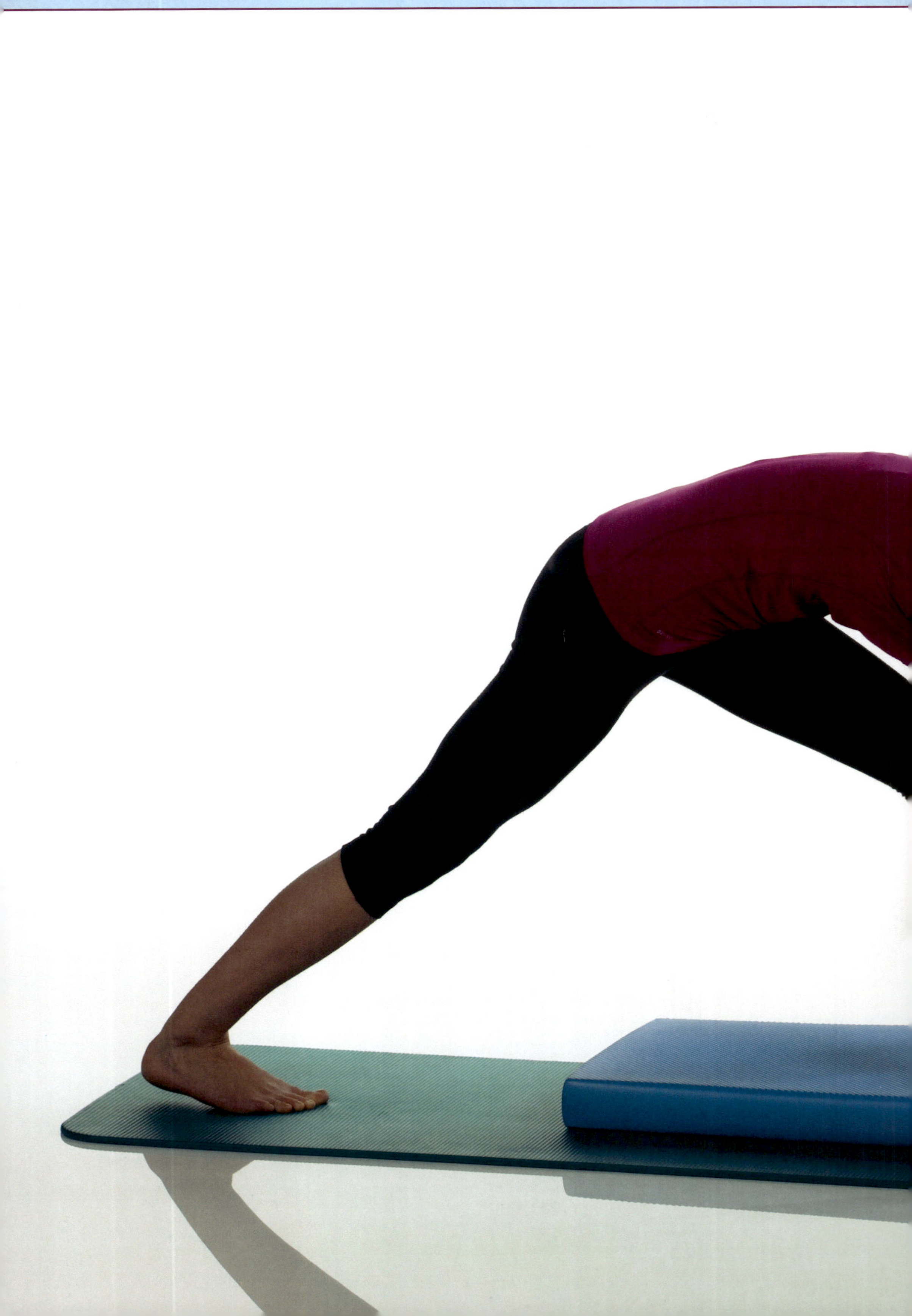

4

Die besten Übungen

mit dem AIREX® Balance-pad

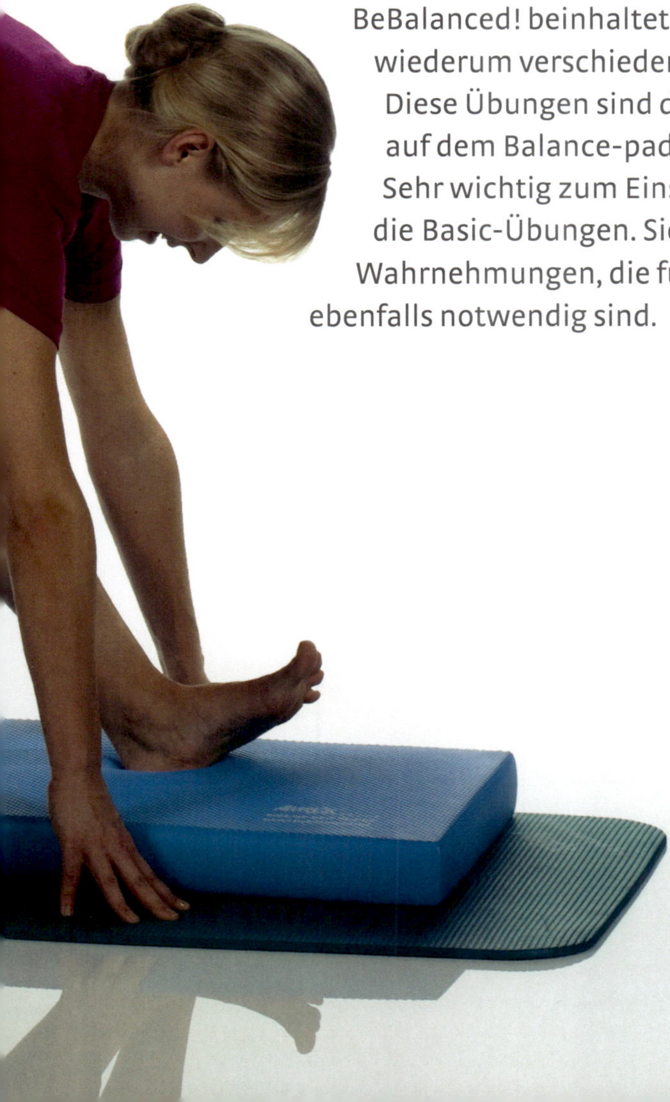

BeBalanced! beinhaltet verschiedene Module, die wiederum verschiedene Übungen enthalten. Diese Übungen sind die Basis für das Training auf dem Balance-pad. Sehr wichtig zum Einstieg in das Thema sind die Basic-Übungen. Sie vermitteln grundlegende Wahrnehmungen, die für alle anderen Module ebenfalls notwendig sind.

Basics – *der Einstieg*

Die Basic-Übungen sollten von jedem zu Beginn des Trainings mit dem Balance-pad ausgeführt werden. Sie dienen in erster Linie der Bewusstmachung von Gleichgewicht, Körperhaltung und Stabilität. Schutzreflexe, die sich gegen die Instabilität richten und zu einer Hüftbeugung führen, sollen nach Möglichkeit vollkommen ausgeschlossen werden. Vor allem das Erarbeiten des statischen Gleichgewichts, der Dreipunktbelastung und der Körperhaltung stehen hier im Vordergrund.

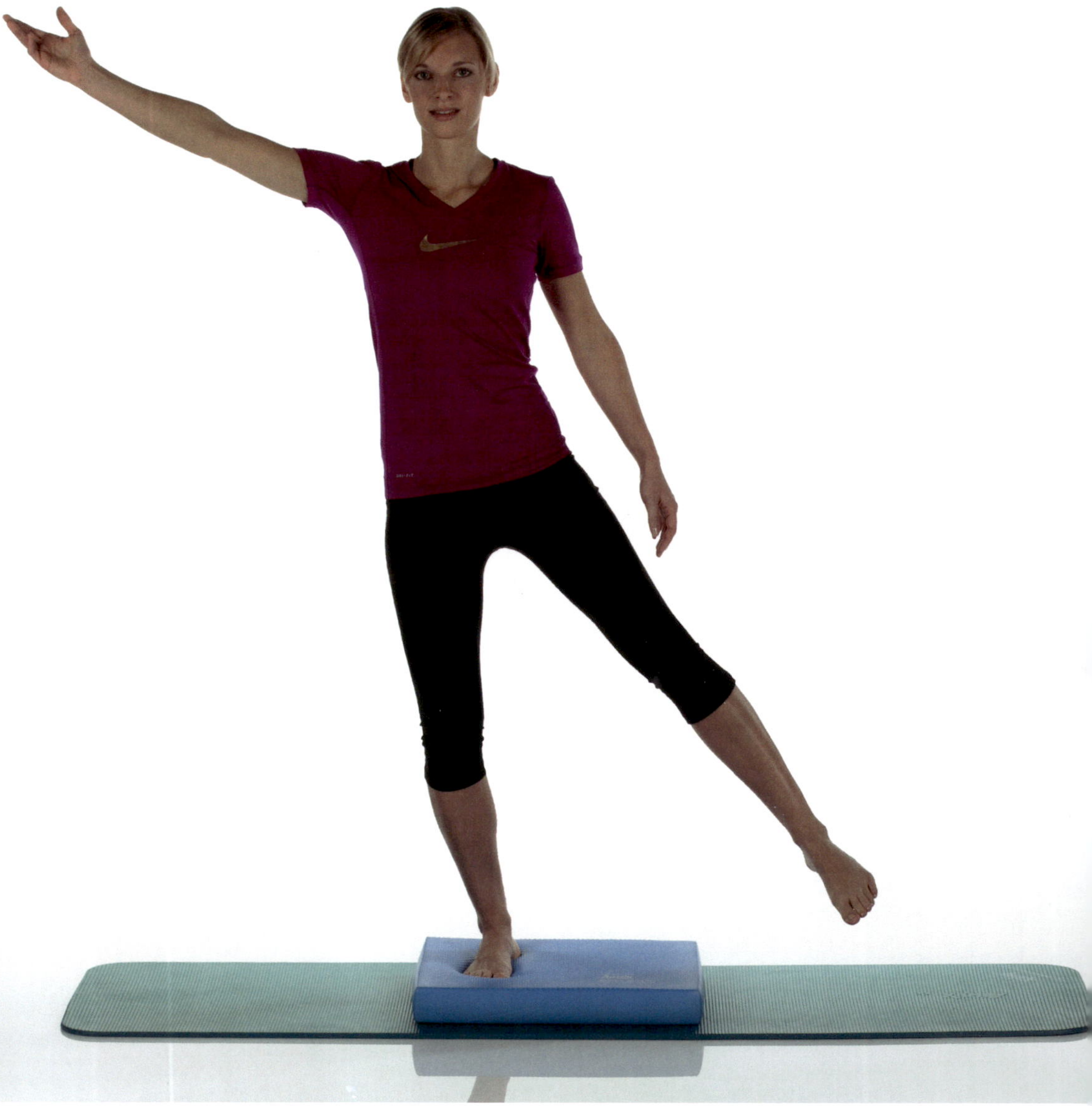

Übung 1 » Beidbeiniger Stand

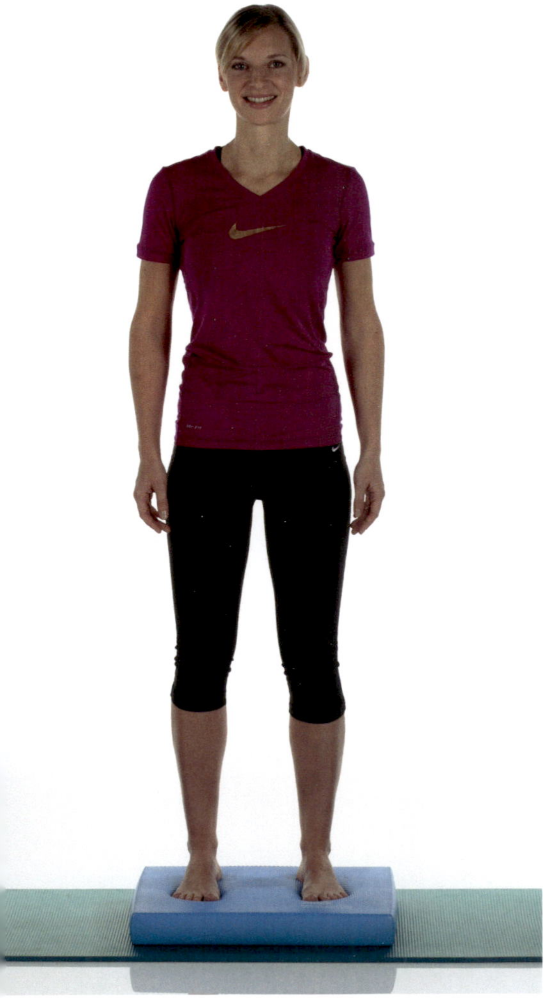

Beschreibung
Hüftbreiter Stand, die Gewichtsbelastung gleichmäßig verteilen

Wirkungen
Balanciert die Körpermitte aus

Variationen
Äußere Störquellen zulassen

Dauer
15–30 sec

Übung 2 » Beidbeiniger Stand

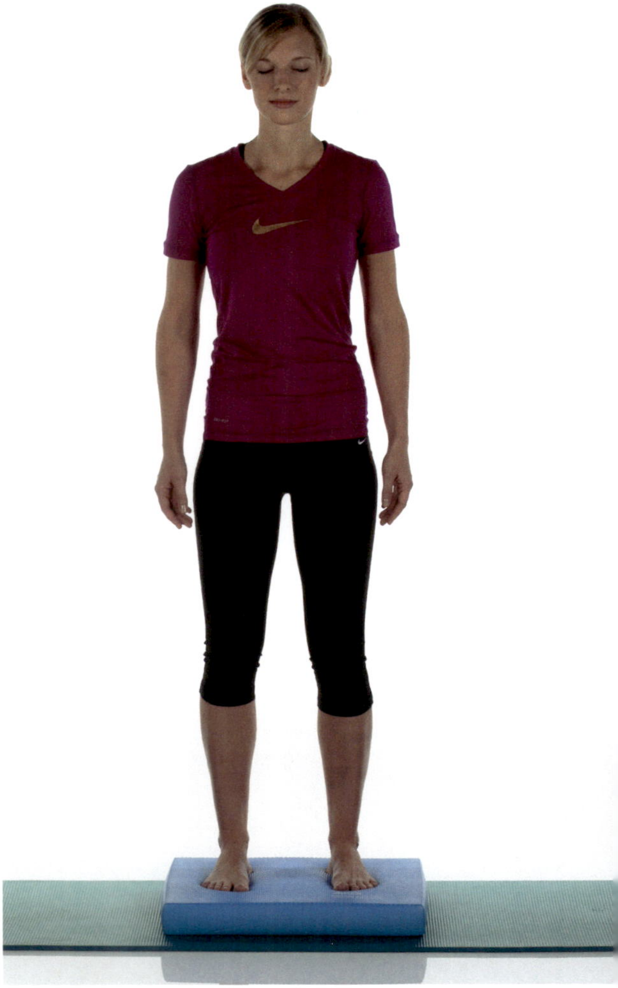

Beschreibung
Hüftbreiter Stand, die Augen sind geschlossen, die Gewichtsbelastung gleichmäßig verteilen

Wirkungen
Balanciert die Körpermitte aus

Variationen
Äußere Störquellen zulassen

Dauer
15–30 sec

Übung 3 » Beidbeiniger Stand, Füße eng

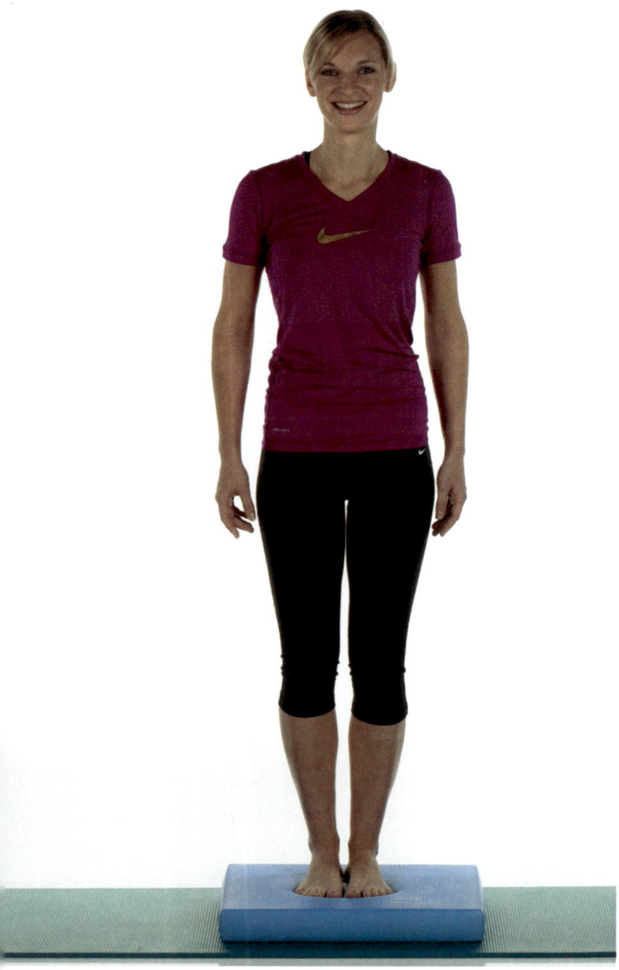

Beschreibung
Die Füße stehen aneinander, die Gewichtsbelastung gleichmäßig verteilen

Wirkungen
Balanciert die Körpermitte aus

Variationen
Äußere Störquellen zulassen

Dauer
15–30 sec

Übung 4 » Beidbeiniger Stand, Füße eng

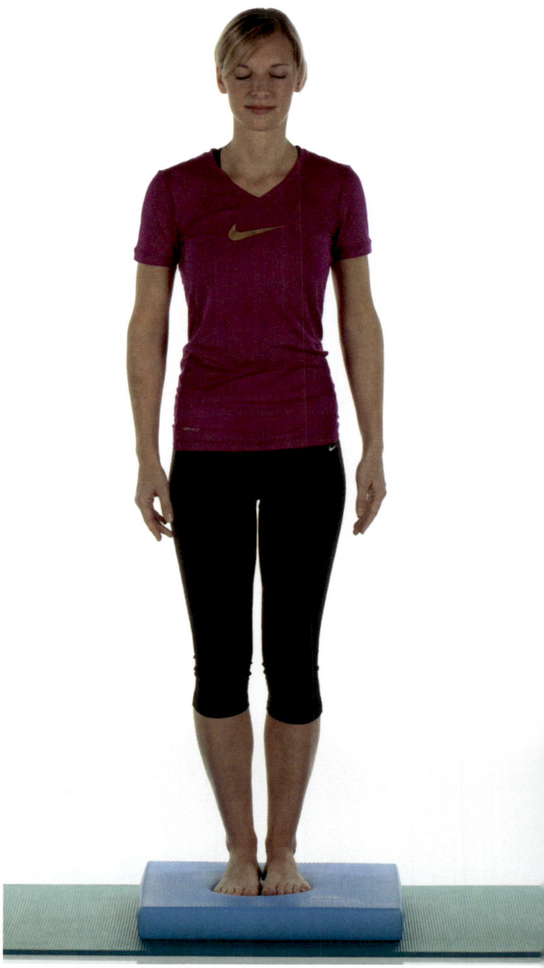

Beschreibung
Die Füße stehen aneinander, die Augen sind geschlossen, die Gewichtsbelastung gleichmäßig verteilen

Wirkungen
Balanciert die Körpermitte aus

Variationen
Äußere Störquellen zulassen

Dauer
15–30 sec

Übung 5 » Beidbeiniger Stand, Füße geöffnet

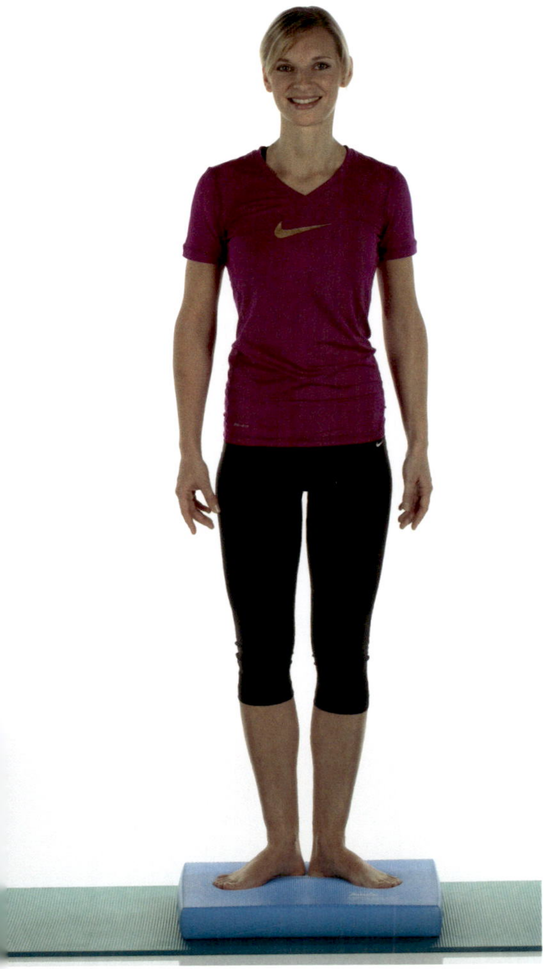

Beschreibung
Die Füße sind vorne hüftbreit geöffnet, die Gewichtsbelastung gleichmäßig verteilen

Wirkungen
Balanciert die Körpermitte aus

Variationen
Äußere Störquellen zulassen

Dauer
15–30 sec

Übung 6 » Beidbeiniger Stand, Füße geöffnet

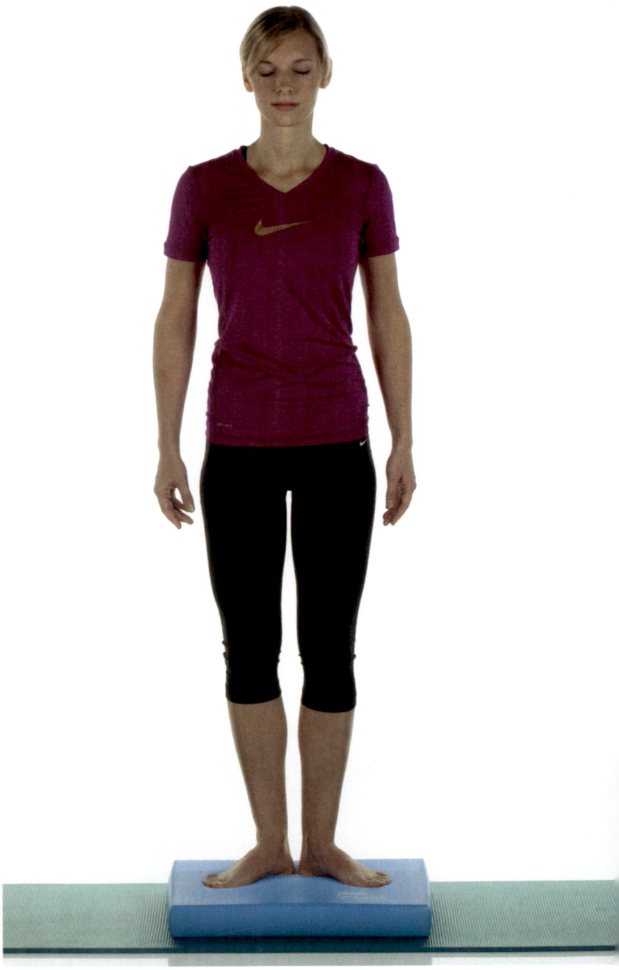

Beschreibung
Die Füße sind vorne hüftbreit geöffnet, die Augen sind geschlossen, die Gewichtsbelastung gleichmäßig verteilen

Wirkungen
Balanciert die Körpermitte aus

Variationen
Äußere Störquellen zulassen

Dauer
15–30 sec

Übung 7 » Beidbeiniger Stand, Schrittposition

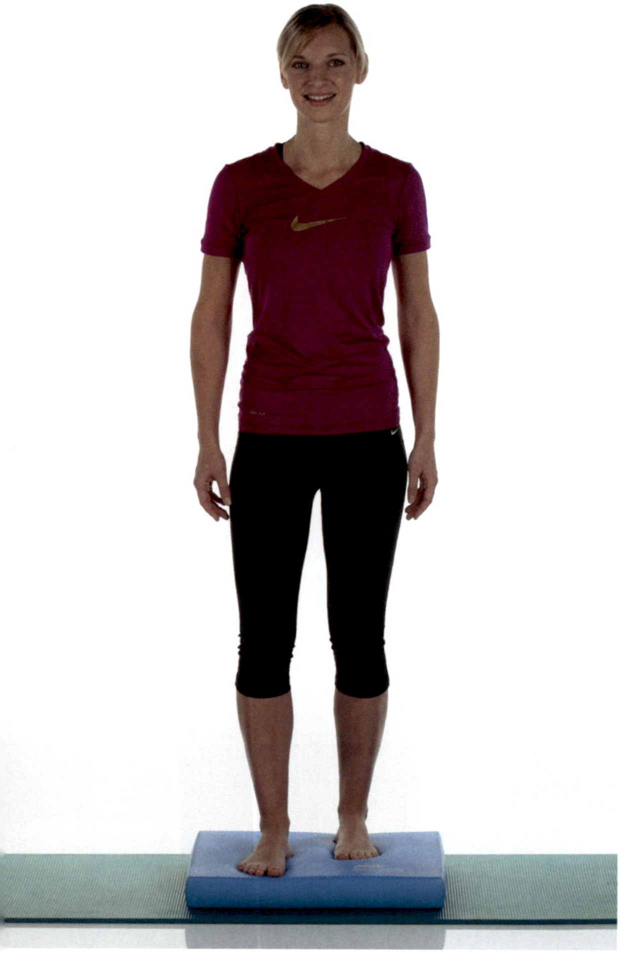

Beschreibung
Hüftbreiter Stand, die Füße sind in Schrittposition, die Gewichtsbelastung gleichmäßig verteilen

Wirkungen
Balanciert die Körpermitte aus

Variationen
Äußere Störquellen zulassen

Dauer
15–30 sec

Übung 8 » Beidbeiniger Stand, Schrittposition

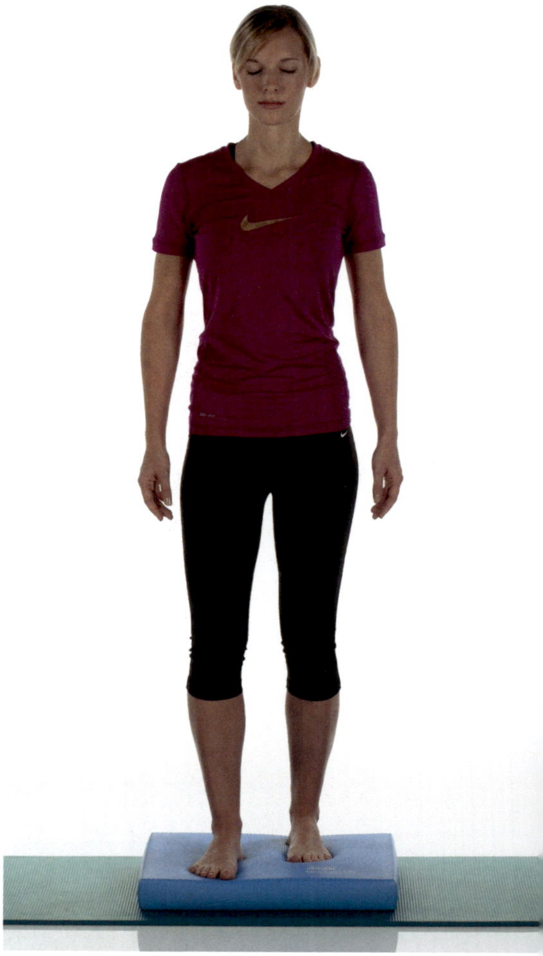

Beschreibung
Hüftbreiter Stand, die Füße sind in Schrittposition, die Augen sind geschlossen, die Gewichtsbelastung gleichmäßig verteilen

Wirkungen
Balanciert die Körpermitte aus

Variationen
Äußere Störquellen zulassen

Dauer
15–30 sec

Übung 9 » Beidbeiniger Stand, Inlineposition

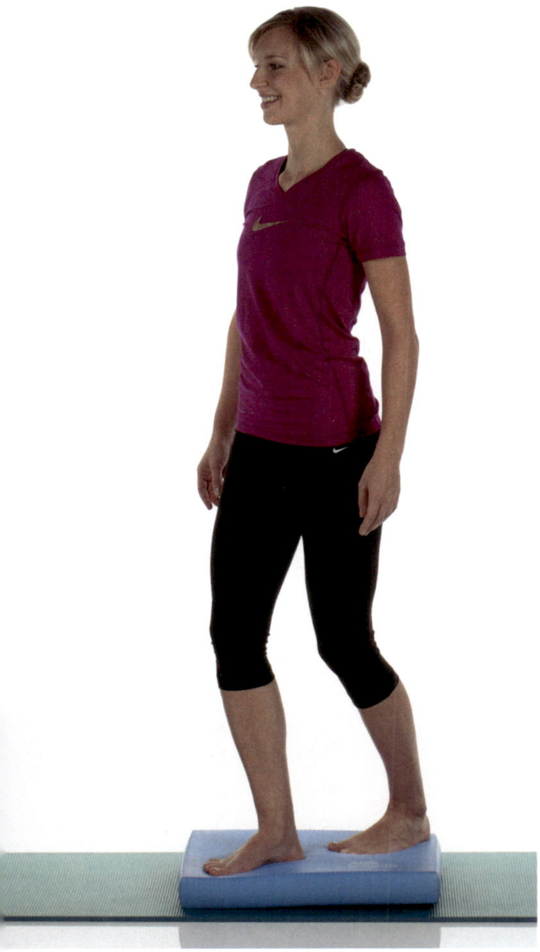

Beschreibung
Die Füße sind in Inlineposition, ein Fuß schließt an die Ferse des anderen an, die Gewichtsbelastung gleichmäßig verteilen

Wirkungen
Balanciert die Körpermitte aus

Variationen
Äußere Störquellen zulassen

Dauer
15–30 sec

Übung 10 » Beidbeiniger Stand, Inlineposition

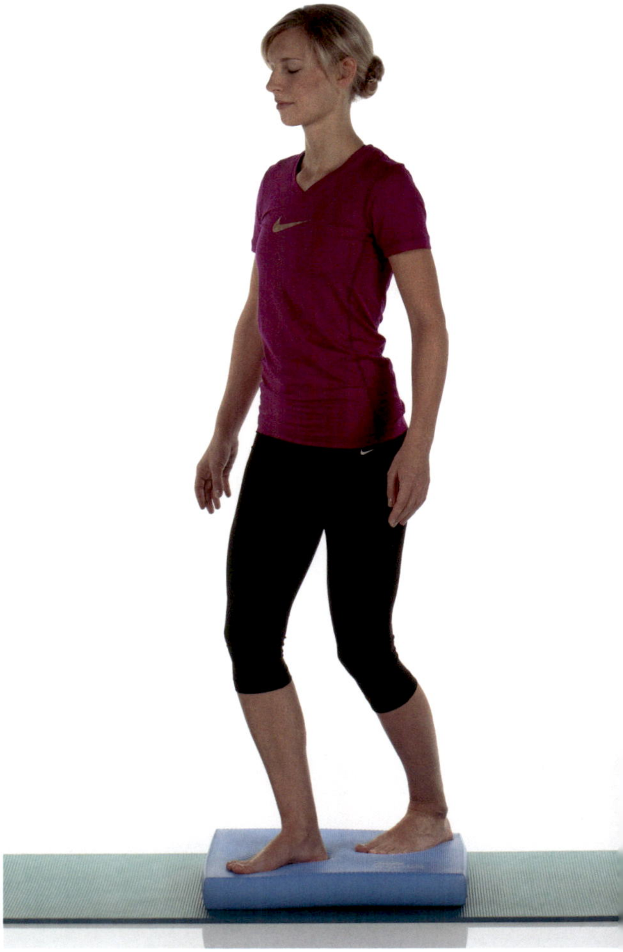

Beschreibung
Die Augen sind geschlossen, die Füße sind in Inlineposition, ein Fuß schließt an die Ferse des anderen an, die Gewichtsbelastung gleichmäßig verteilen

Wirkungen
Balanciert die Körpermitte aus

Variationen
Äußere Störquellen zulassen

Dauer
15–30 sec

Übung 11 » Beidbeiniger Hochzehenstand

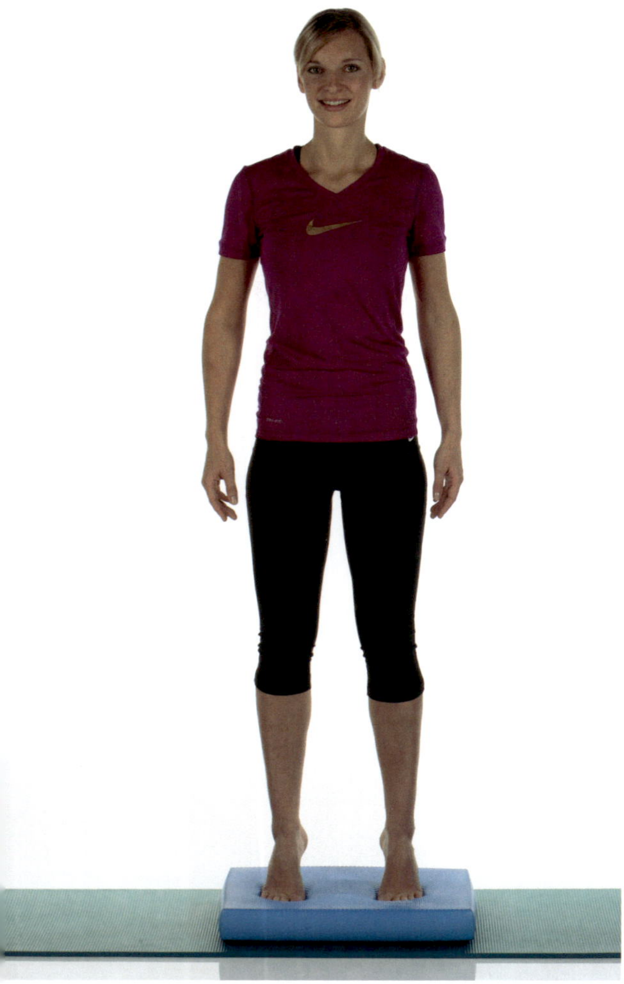

Beschreibung
Hüftbreiter Hochzehenstand, die Gewichtsbelastung gleichmäßig verteilen

Wirkungen
Balanciert die Körpermitte aus

Variationen
Äußere Störquellen zulassen

Dauer
15–30 sec

Übung 12 » Beidbeiniger Hochzehenstand

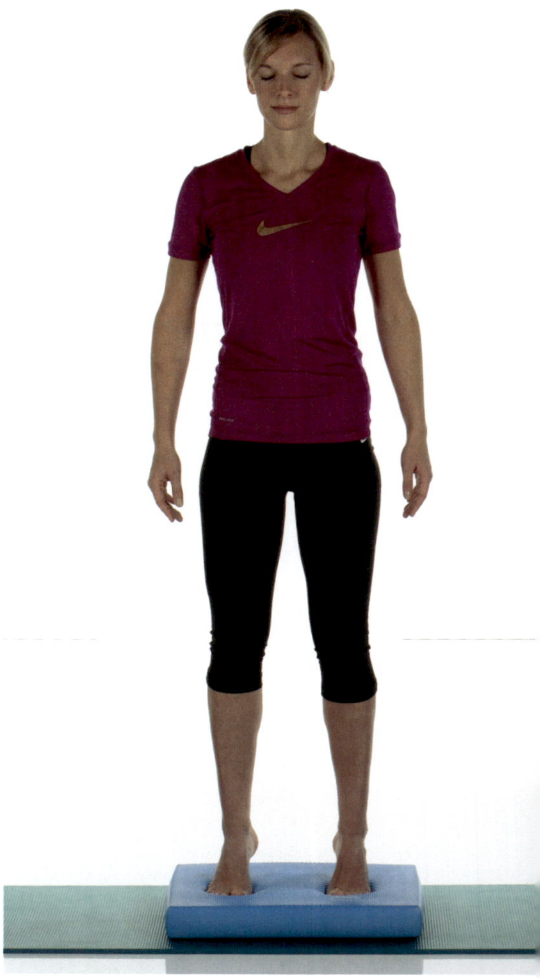

Beschreibung
Hüftbreiter Hochzehenstand, die Augen sind geschlossen, die Gewichtsbelastung gleichmäßig verteilen

Wirkungen
Balanciert die Körpermitte aus

Variationen
Äußere Störquellen zulassen

Dauer
15–30 sec

Übung 13 » Einbeiniger Stand

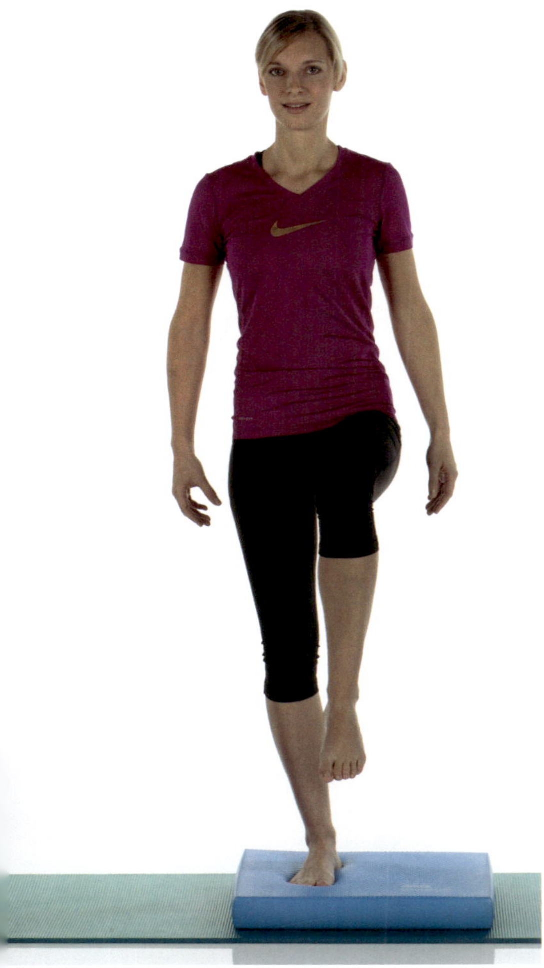

Beschreibung
Einbeiniger Stand, das Spielbein in der Hüfte beugen und gerade anheben

Wirkungen
Balanciert die Körpermitte aus

Variationen
Beinwechsel

Dauer
15–30 sec

Übung 14 » Einbeiniger Stand

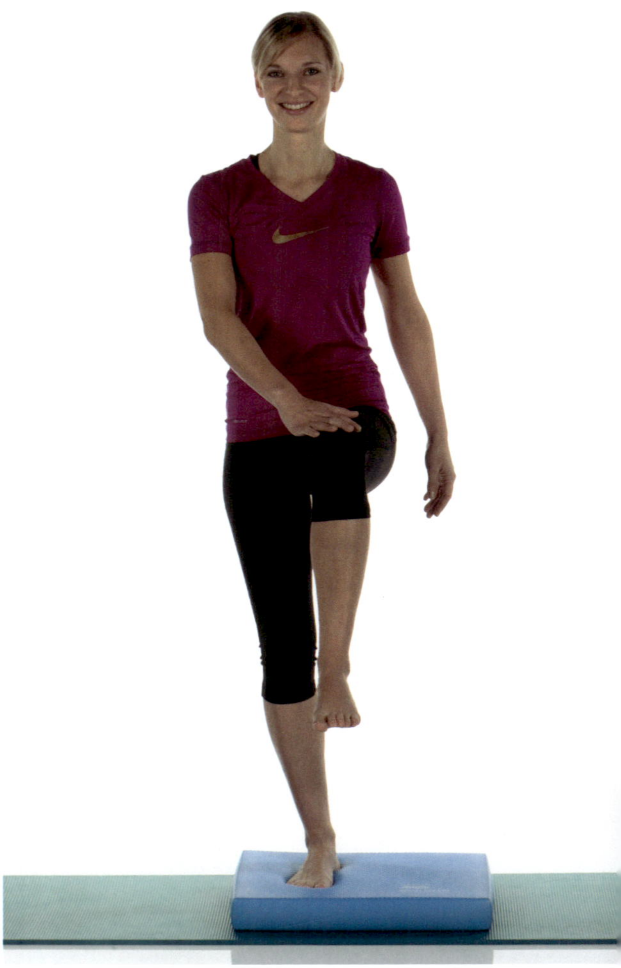

Beschreibung
Einbeiniger Stand, das Spielbein in der Hüfte beugen und gerade anheben, der Gegenarm berührt das Spielbeinknie

Wirkungen
Balanciert die Körpermitte aus

Variationen
Arm- und Beinwechsel

Dauer
15–30 sec

Übung 15 » Einbeiniger Stand

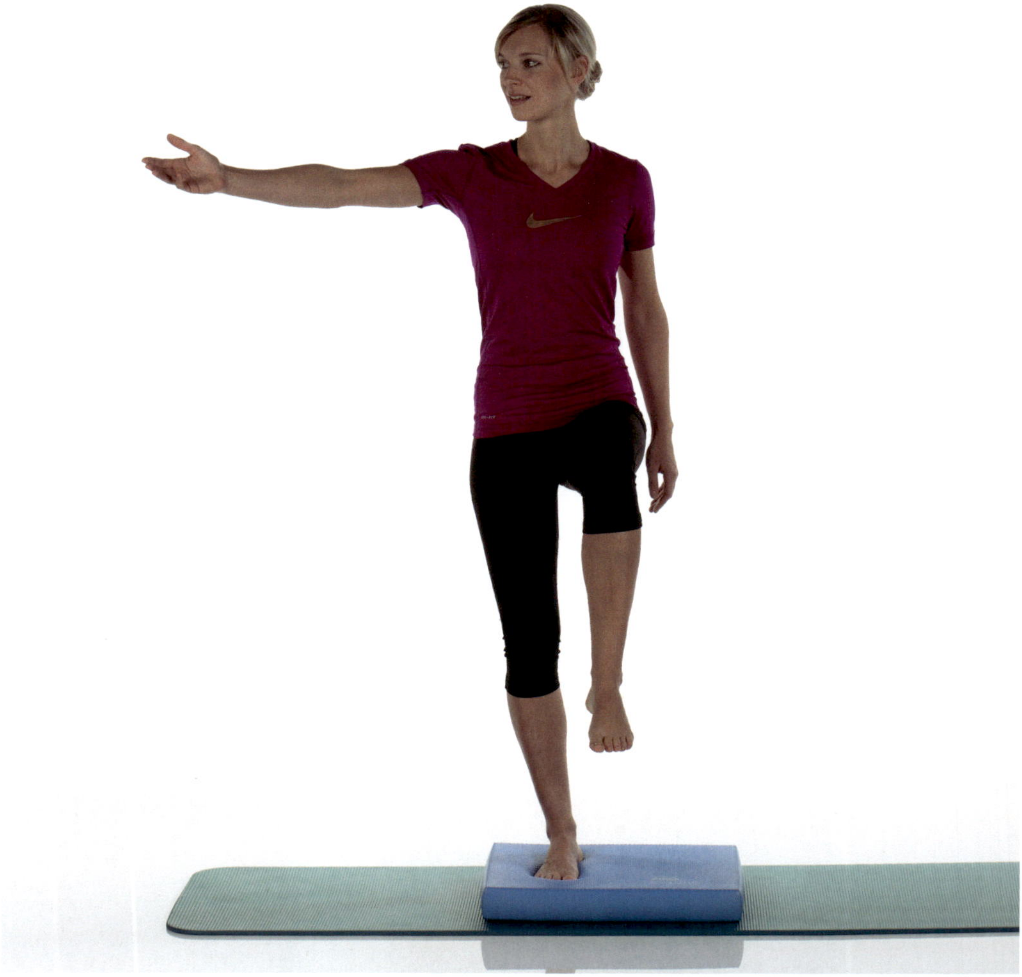

Beschreibung
Einbeiniger Stand, das Spielbein in der Hüfte beugen und gerade anheben, der Gegenarm zeigt vom Körper weg, der Blick geht zur geöffneten Hand

Wirkungen
Balanciert die Körpermitte aus

Variationen
Arm- und Beinwechsel

Dauer
15–30 sec

Übung 16 » Einbeiniger Stand

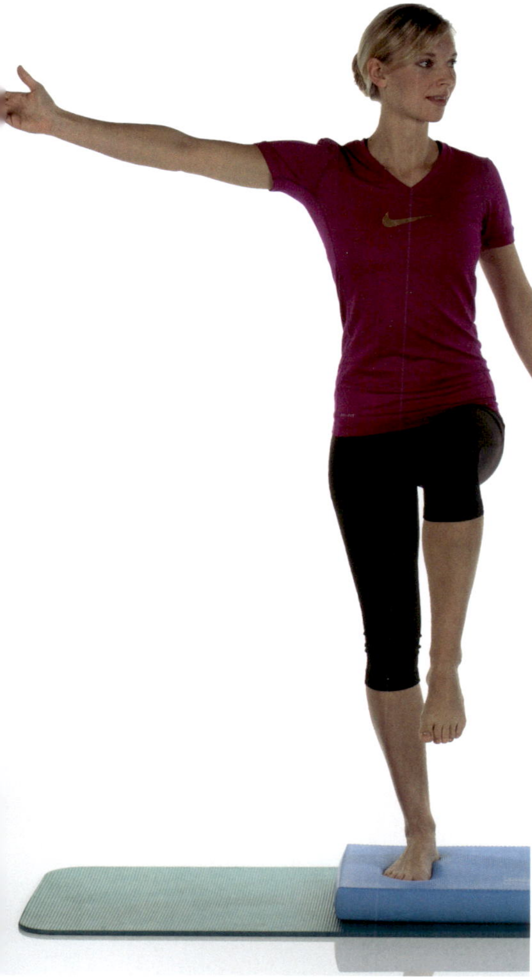

Beschreibung
Einbeiniger Stand, das Spielbein in der Hüfte beugen und gerade anheben, der Gegenarm zeigt vom Körper weg, der Blick geht zur Spielbeinseite

Wirkungen
Balanciert die Körpermitte aus

Variationen
Arm- und Beinwechsel

Dauer
15–30 sec

Übung 17 » Einbeiniger Stand

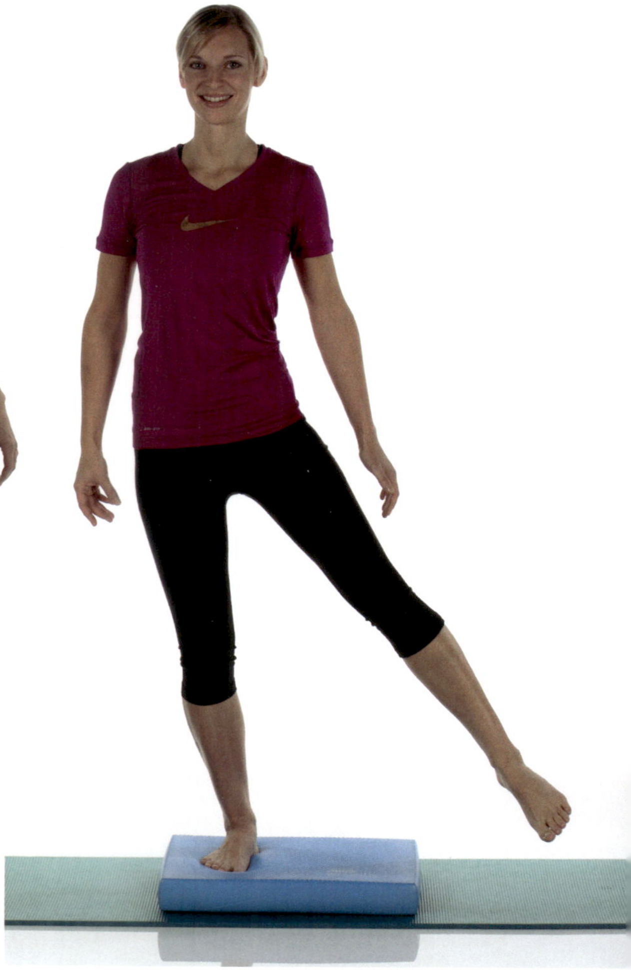

Beschreibung
Einbeiniger Stand, das Spielbein seitlich anheben

Wirkungen
Balanciert die Körpermitte aus

Variationen
Beinwechsel

Dauer
15–30 sec

Übung 18 » Einbeiniger Stand

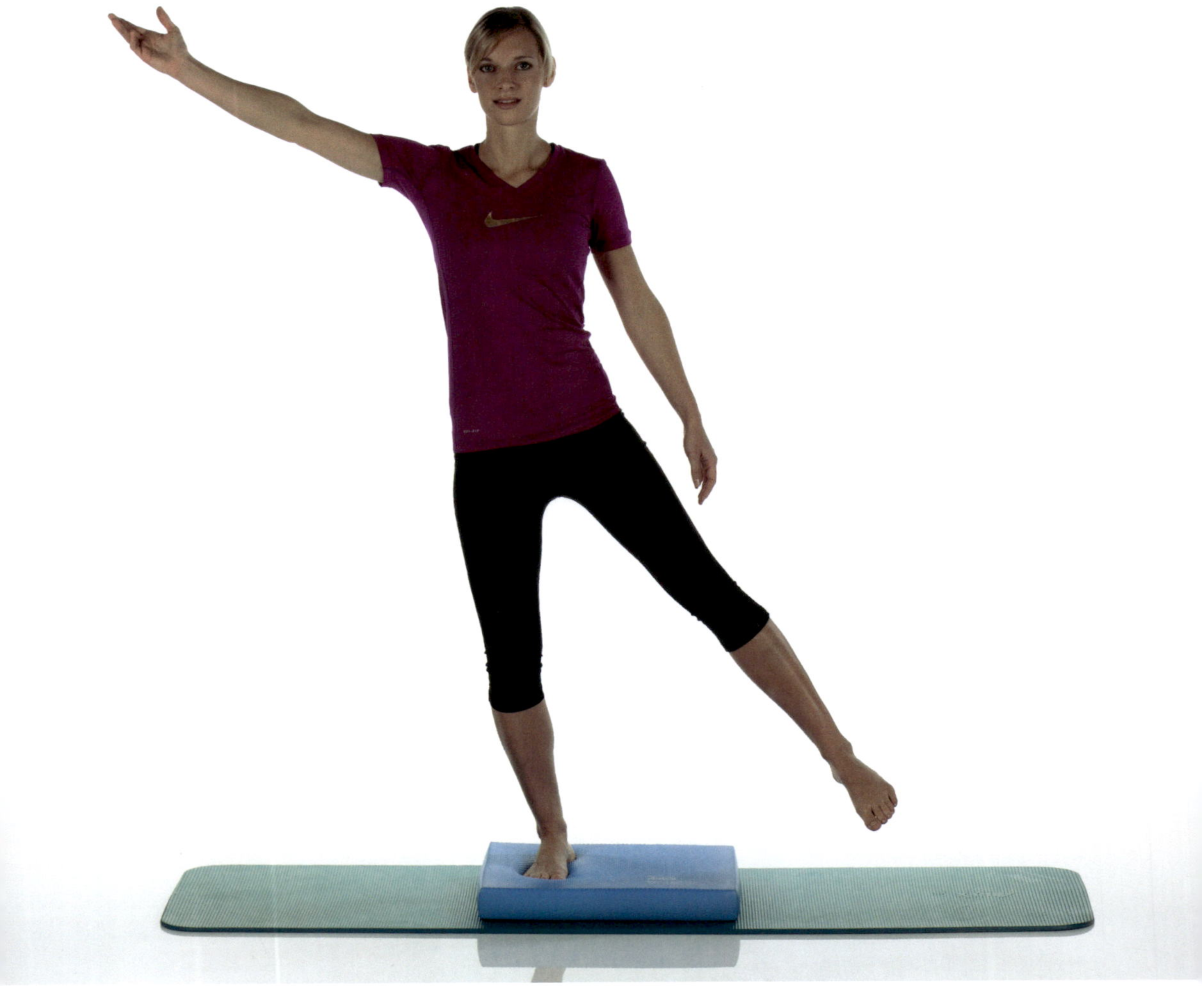

Beschreibung
Einbeiniger Stand, das Spielbein seitlich anheben, den Gegenarm schräg seitlich anheben

Wirkungen
Balanciert die Körpermitte aus

Variationen
Bein und Blickrichtung wechseln

Dauer
15–30 sec

Übung 19 » Einbeiniger Stand

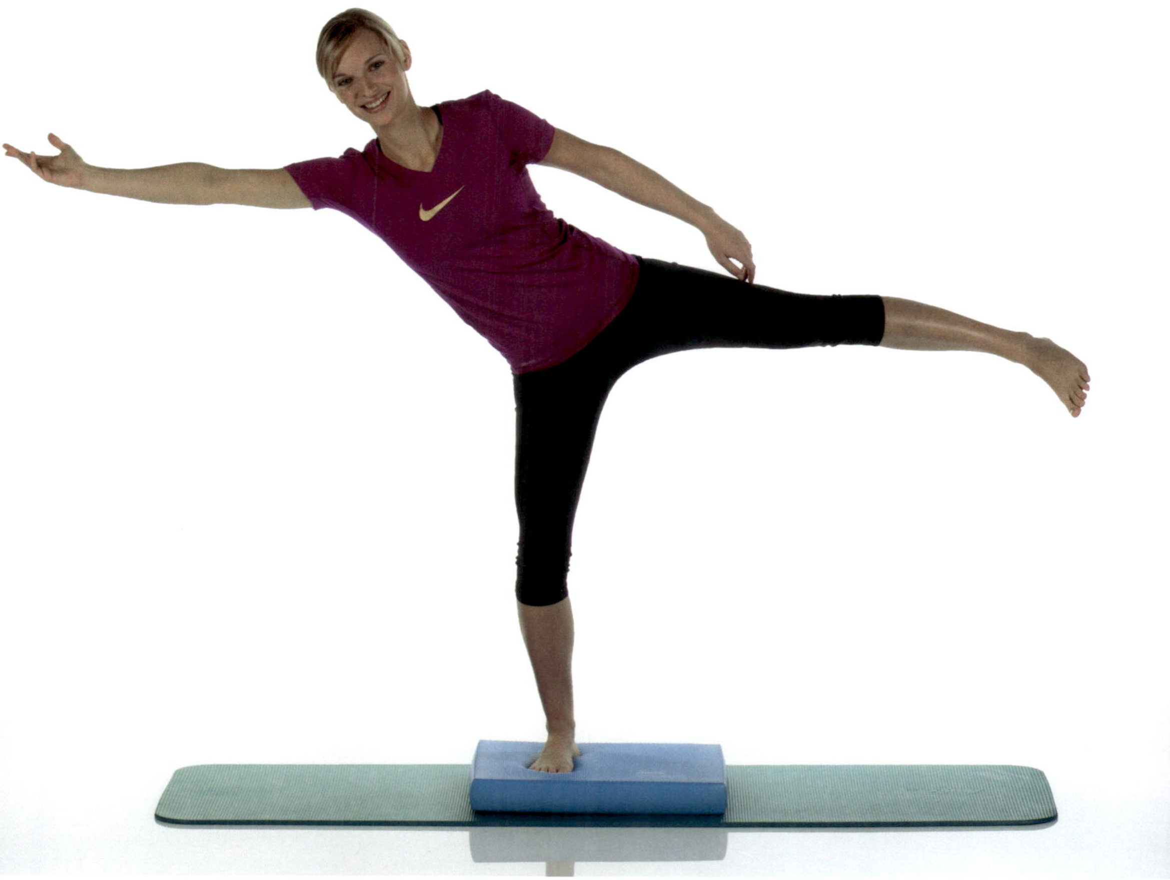

Beschreibung
Einbeiniger Stand, das Spielbein seitlich maximal anheben, den Gegenarm seitlich parallel zum Boden anheben

Wirkungen
Balanciert die Körpermitte aus

Variationen
Bein und Blickrichtung wechseln

Dauer
15–30 sec

Übung 20 » Einbeiniger Stand, im Wechsel seitlich

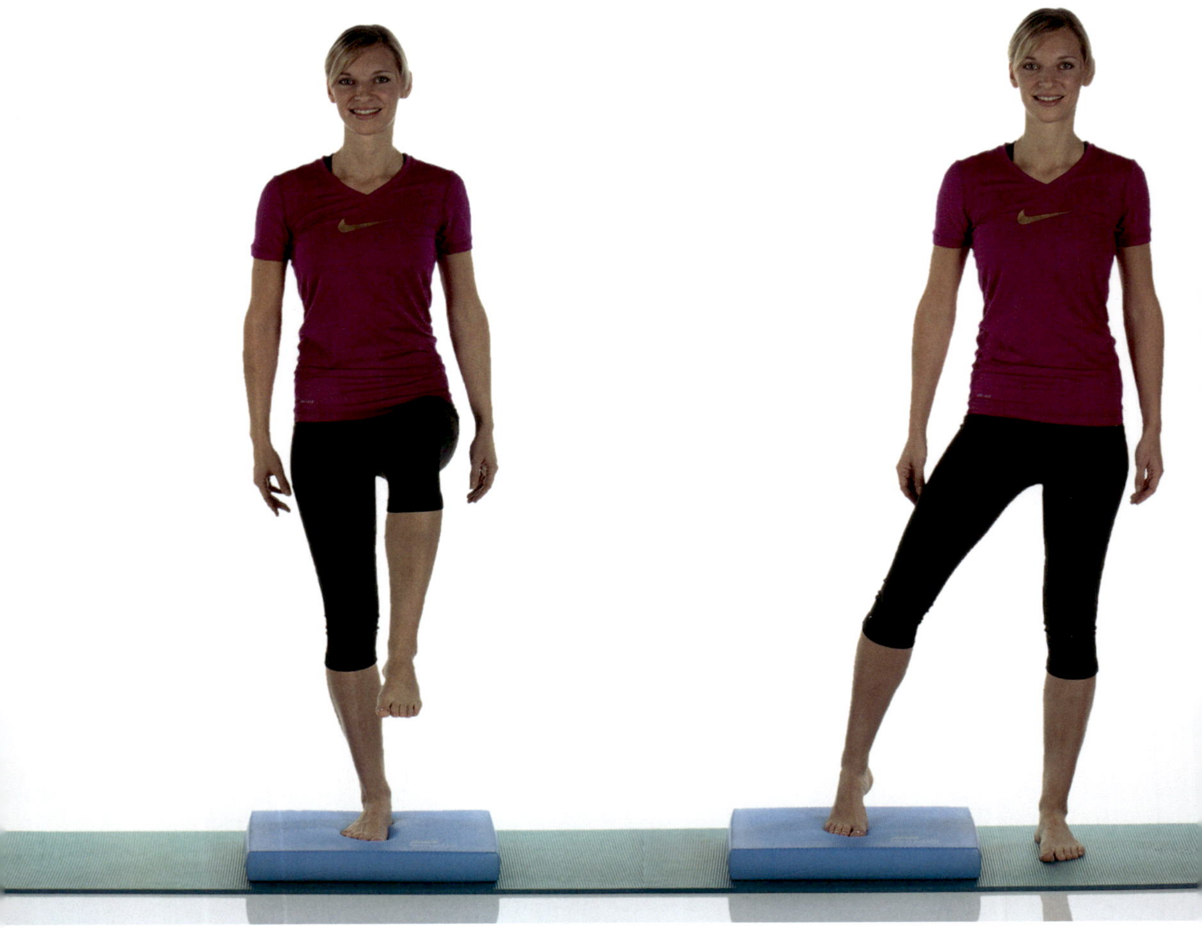

Beschreibung
Einbeiniger Stand auf dem Balance-pad und auf dem Boden im Wechsel seitlich

Wirkungen
Balanciert die Körpermitte auf unterschiedlichen Unterlagen aus

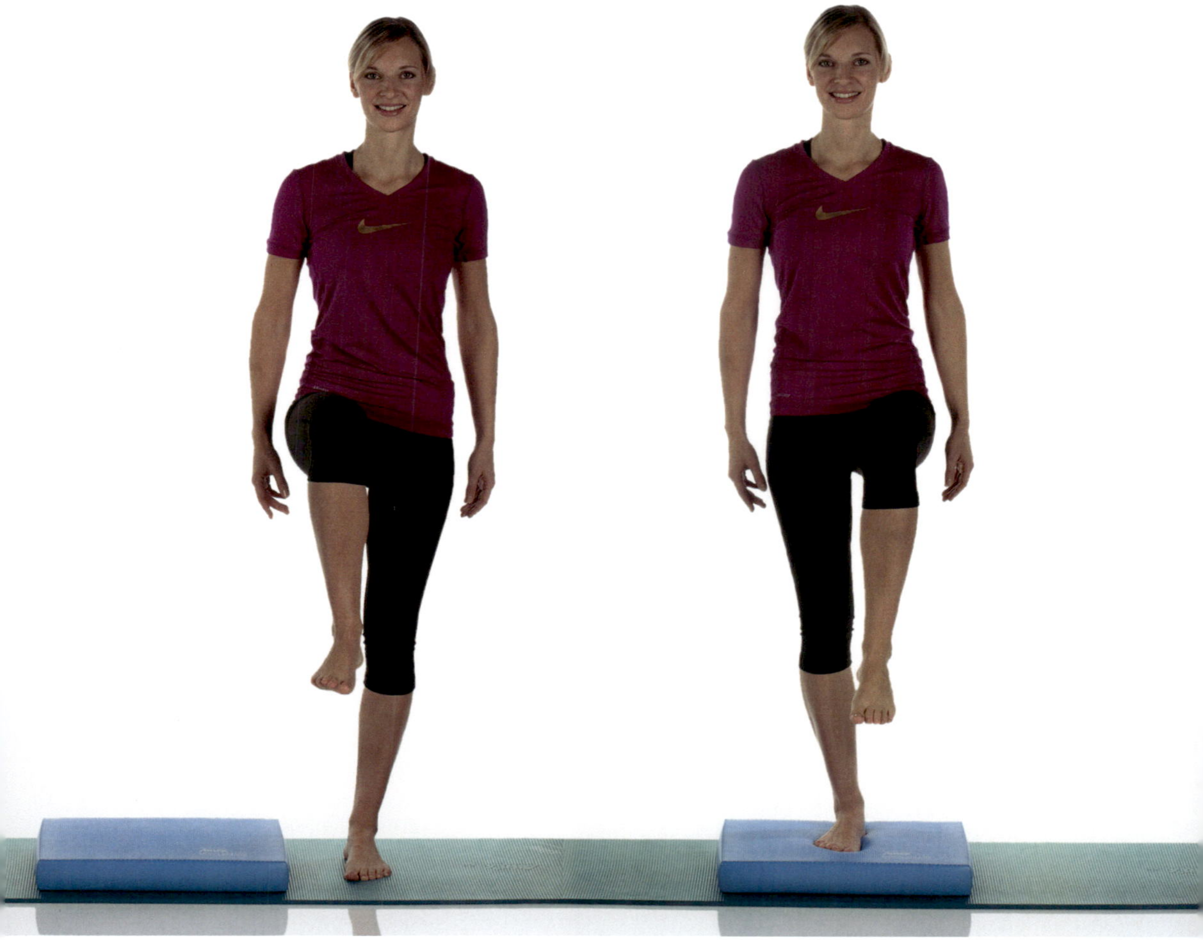

Variationen
Die Richtung wechseln

Dauer
15–30 sec

Übung 21 » Einbeiniger Stand im Wechsel vor und zurück

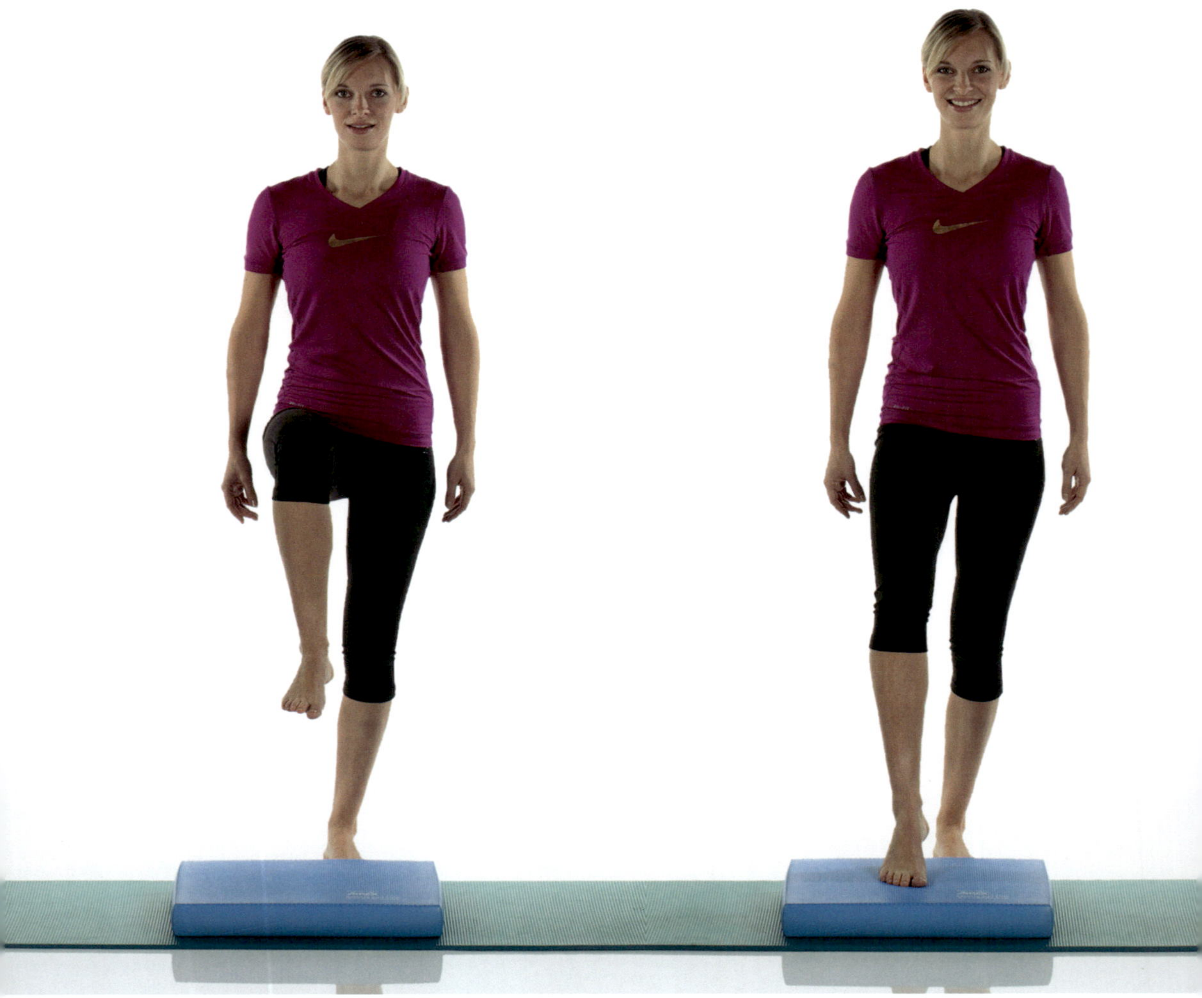

Beschreibung
Einbeiniger Stand auf dem Balance-pad und auf dem Boden im Wechsel vorwärts und rückwärts

Wirkungen
Balanciert die Körpermitte auf unterschiedlichen Unterlagen aus

Variationen
Die Richtung wechseln

Dauer
15–30 sec

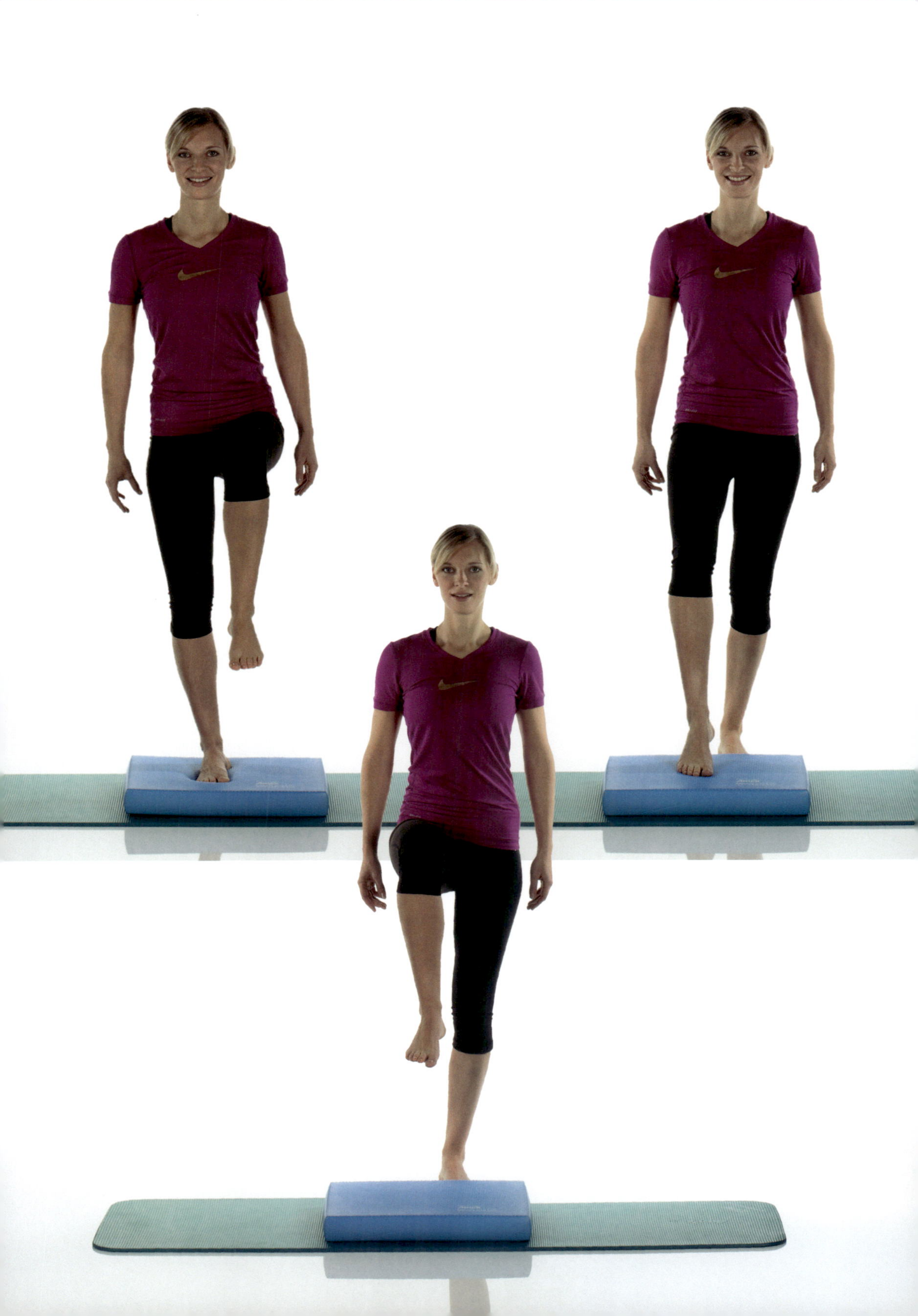

Arm-Positionen

Durch die Variation der Armposition kann bei allen Übungen der Schwierigkeitsgrad gesteigert werden, da die Arme für zusätzliche Gleichgewichtselemente sorgen können. Durch die Veränderung der Armposition verändert sich der Körperschwerpunkt und damit auch die Ansteuerung der Balance für die Muskulatur.

Fast alle Übungen können deshalb über die Armposition verändert werden. So entsteht eine Vielzahl von Varianten, die für verschiedene Trainingseffekte sorgen.

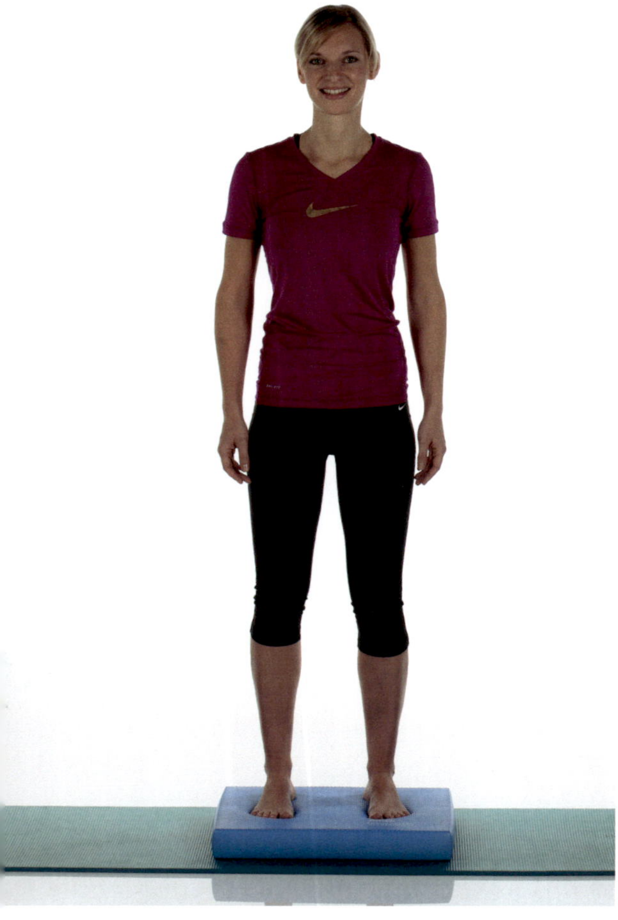

Übung 1 » Arme unten

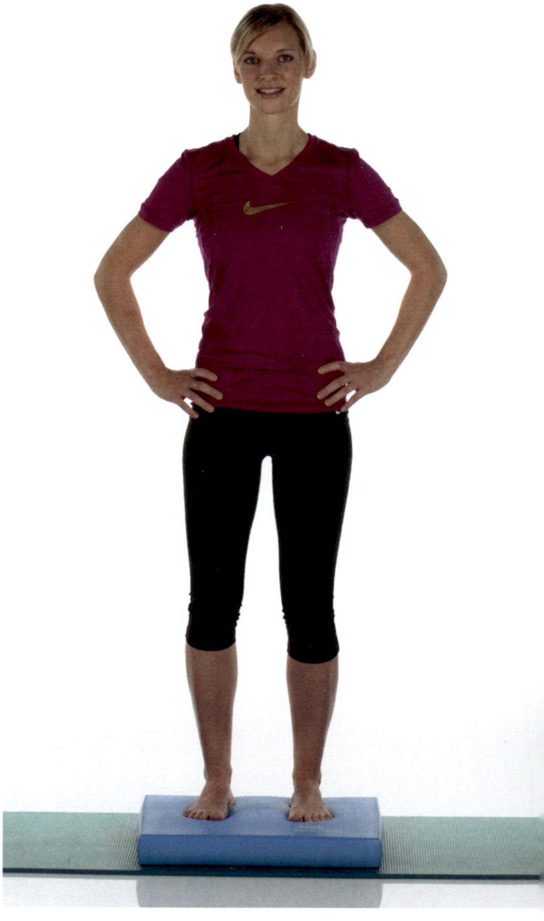

Übung 2 » Arme seitlich an der Hüfte gestützt

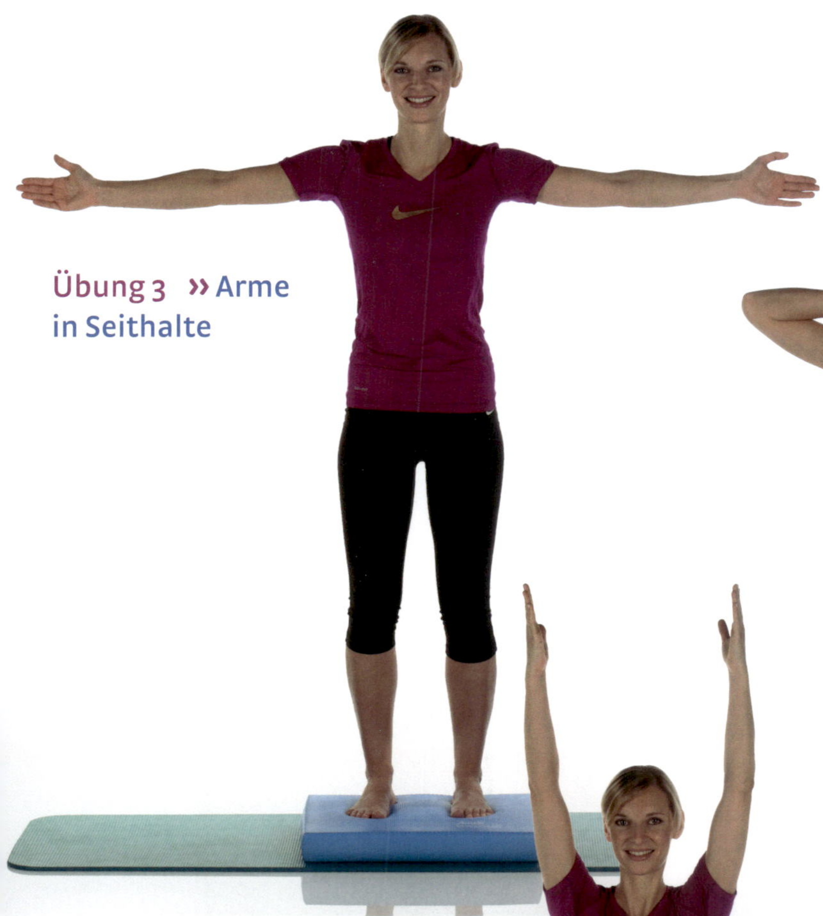

Übung 3 » Arme in Seithalte

Übung 4 » Arme im Nacken

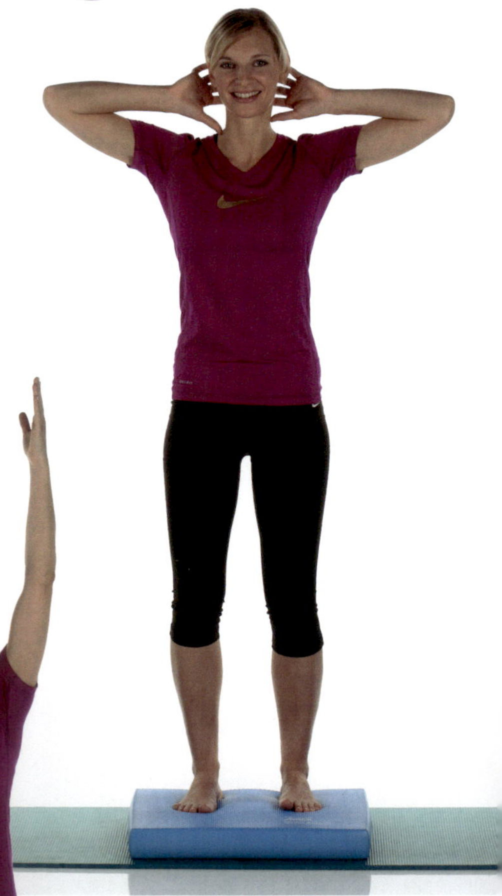

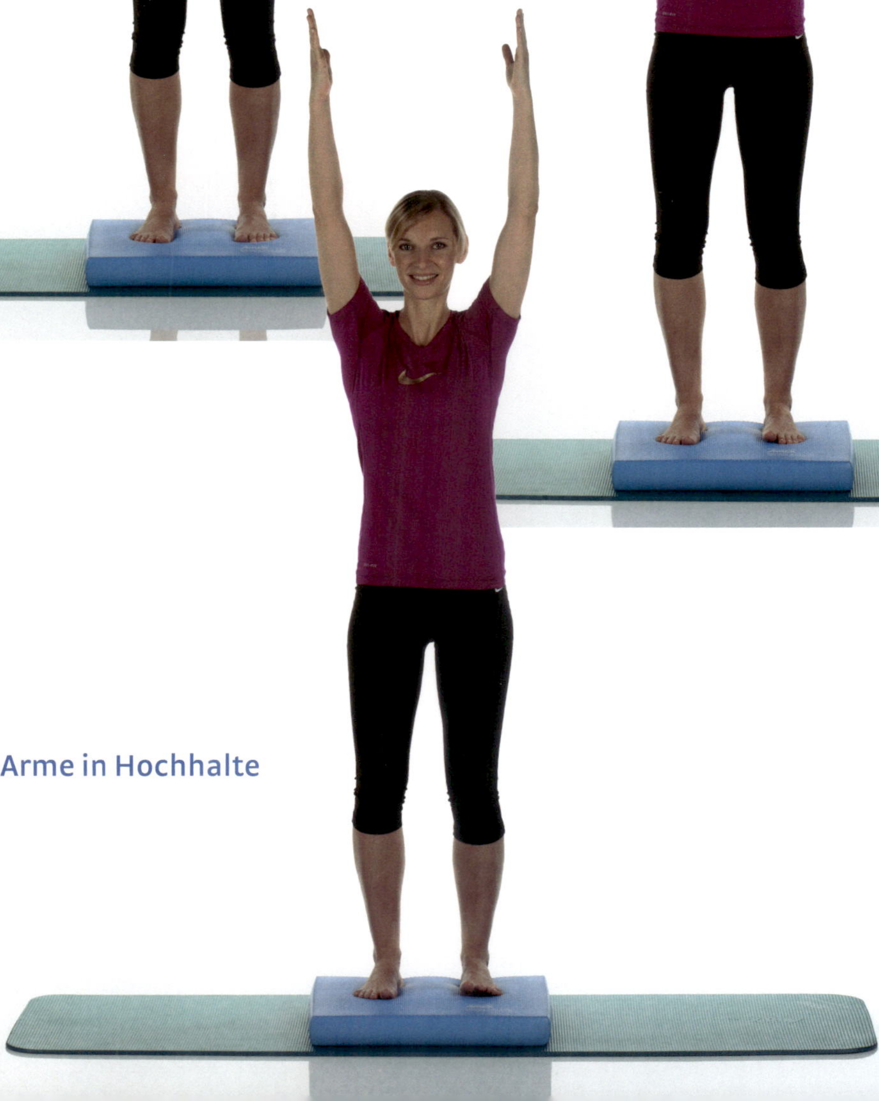

Übung 5 » Arme in Hochhalte

Cardio – *der Fatburner*

Das Balance-pad ist geeignet, um ein dynamisches Cardio-Warm-up-Programm oder sogar ein ganzes Stundenbild zu gestalten. Klassische Grundschritte wie March, Knee Lift, Leg Curl, Stomp und Repeater lassen einen alternativen Einstieg in jede Groupfitness-Stunde interessanter und koordinativ anspruchsvoller werden. Dieses Element kann für Athleten koordinativ sehr anspruchsvoll gestaltet werden und auch zielgruppenspezifisch den »Best Agers« angepasst werden.

Die einzelnen Schritte werden fortlaufend wiederholt, so dass ein Fluss in der Bewegung zur Musik entsteht. Die Übungen können isoliert ohne Musik oder fortlaufend passend zum Takt der Musik durchgeführt werden.

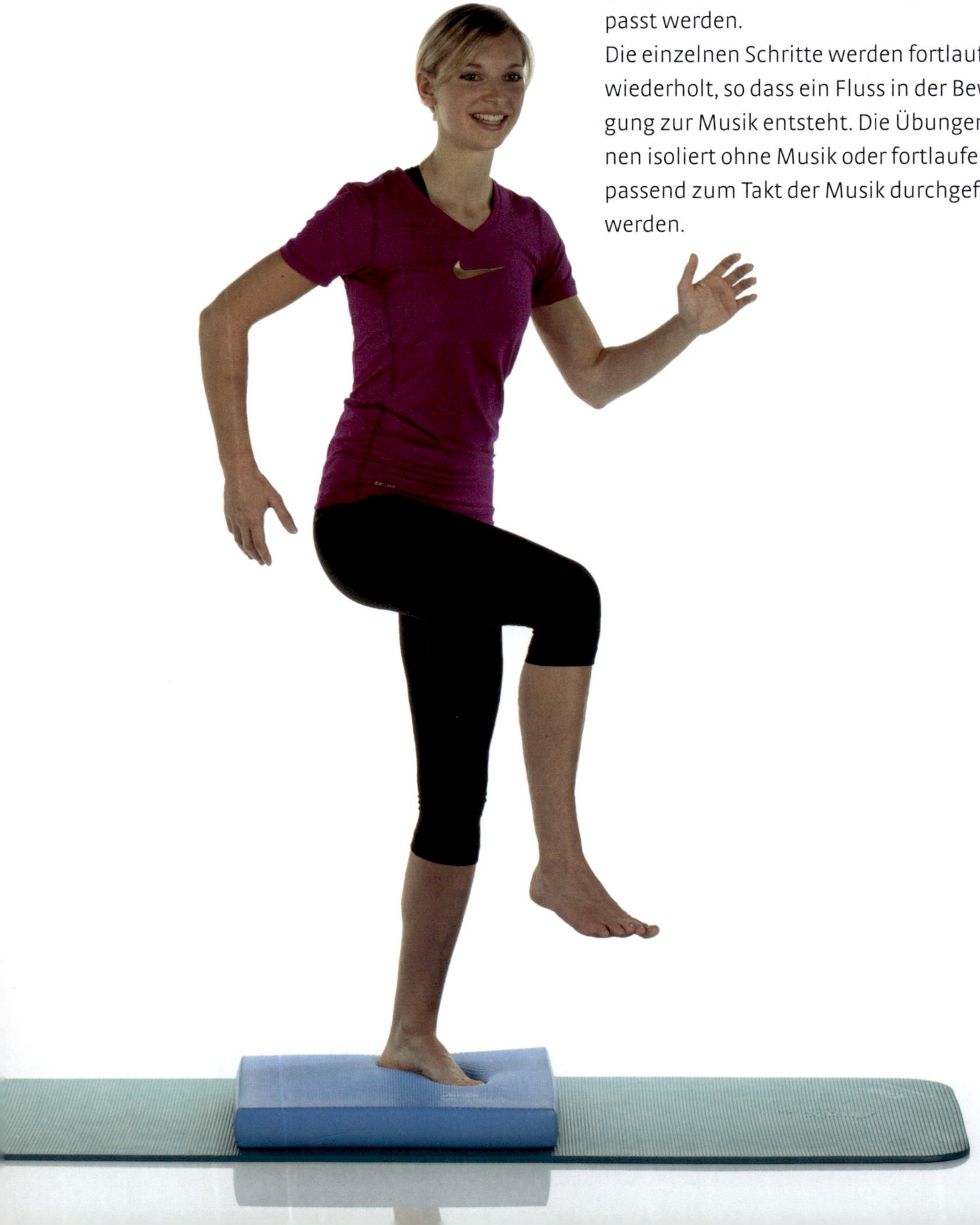

Übung 1 » Basic Step mit Armen

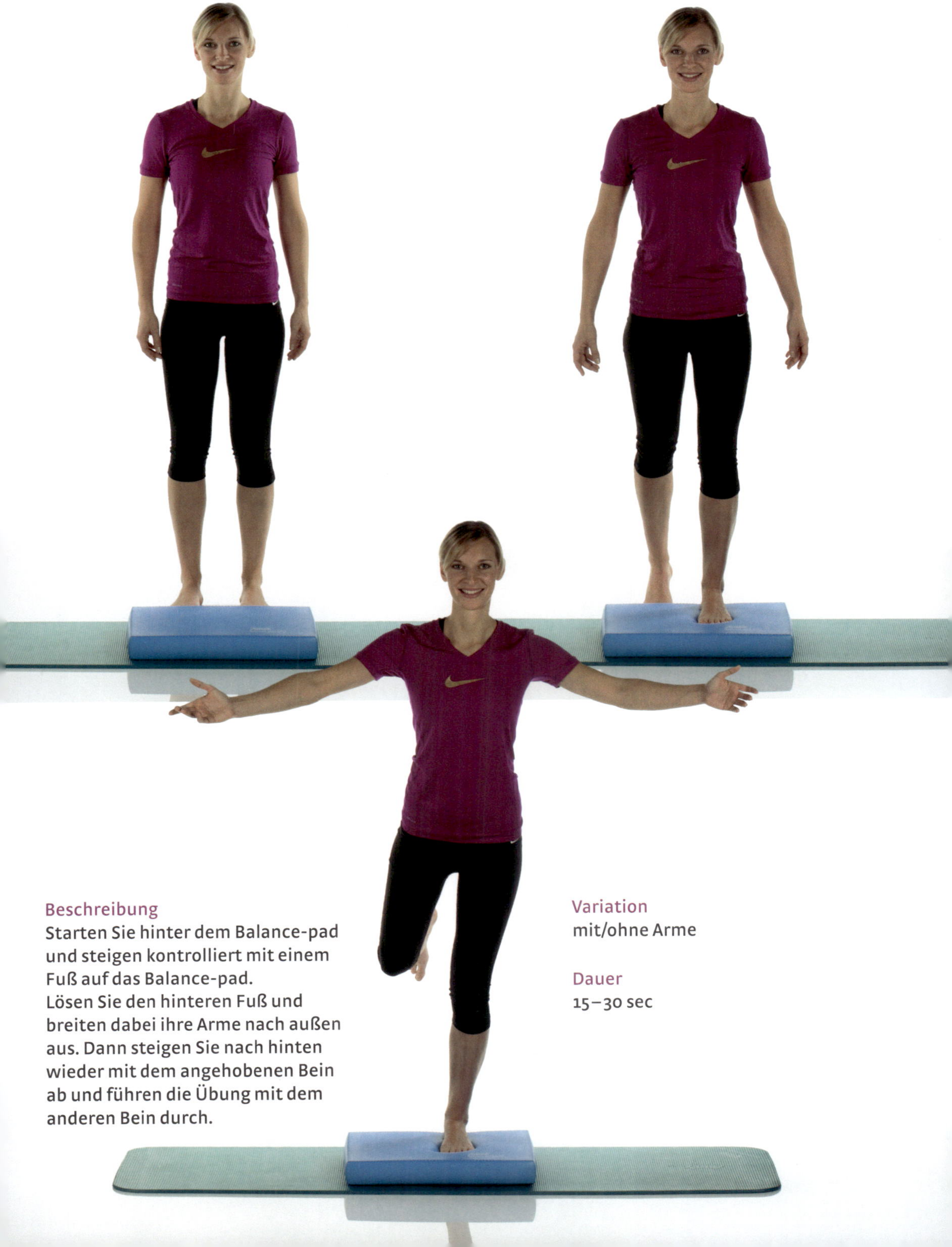

Beschreibung

Starten Sie hinter dem Balance-pad und steigen kontrolliert mit einem Fuß auf das Balance-pad.
Lösen Sie den hinteren Fuß und breiten dabei ihre Arme nach außen aus. Dann steigen Sie nach hinten wieder mit dem angehobenen Bein ab und führen die Übung mit dem anderen Bein durch.

Variation

mit/ohne Arme

Dauer

15–30 sec

Übung 2 » Leg Curl

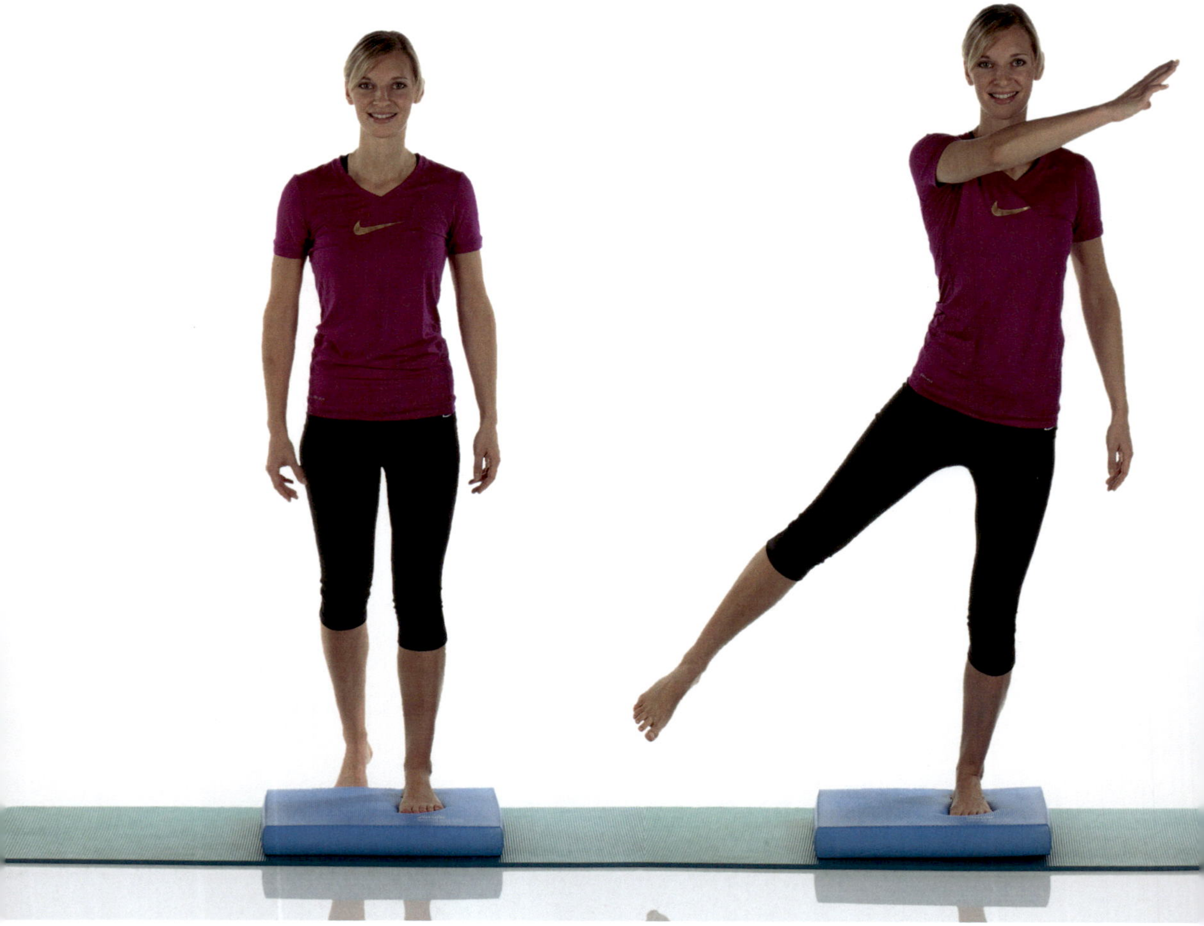

Beschreibung
Starten Sie hinter dem Balance-pad und steigen kontrolliert mit einem Fuß auf das Balance-pad.
Lösen Sie dann den hinteren Fuß vom Boden und schwingen ihn nach außen, der Arm der gleichen Körperseite geht dabei diagonal zur Gegenseite.
Dann steigen Sie nach hinten wieder mit dem angehobenen Bein ab und führen die Übung mit dem anderen Bein/Arm durch.

Dauer
15–30 sec

Übung 3 » Knee Lift

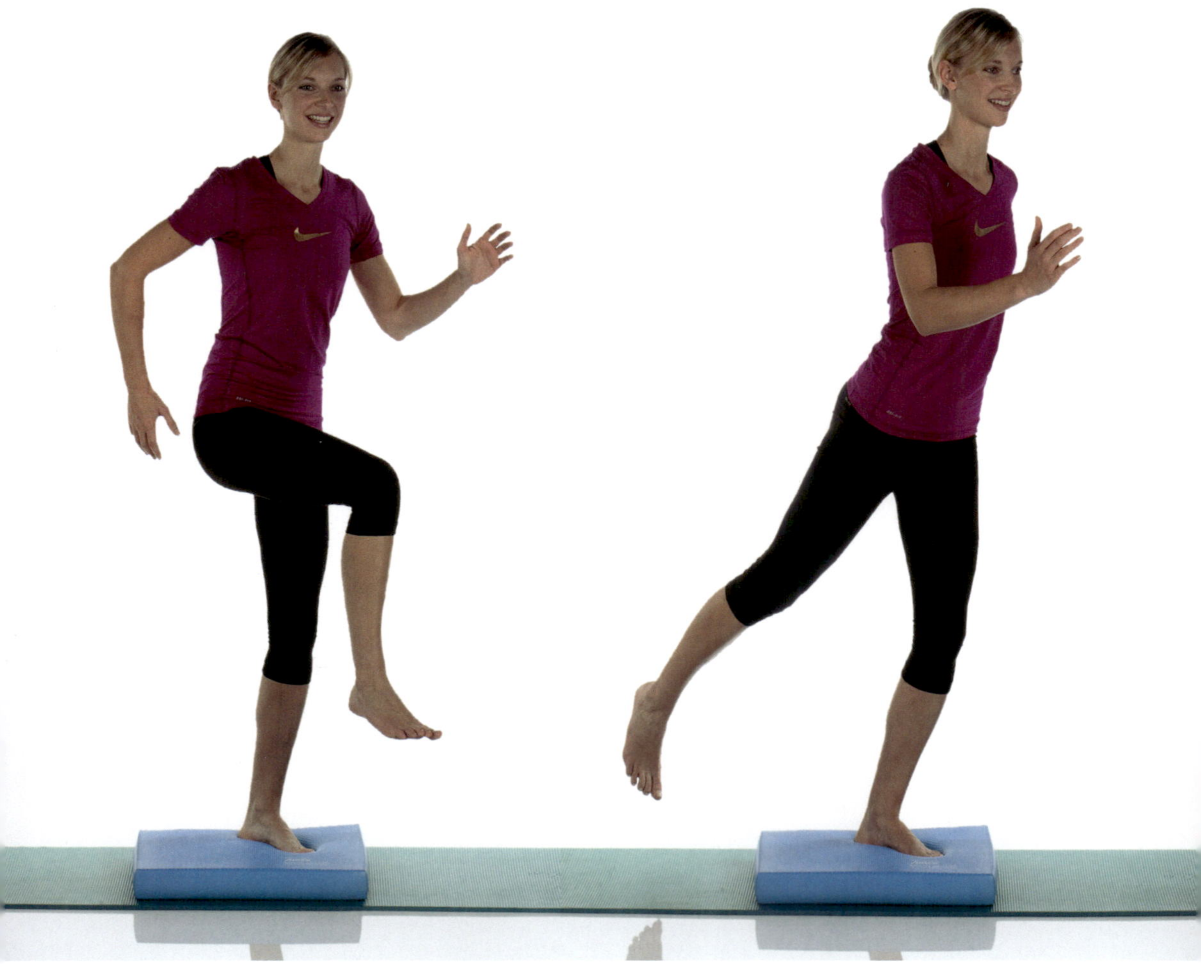

Beschreibung

Steigen Sie diagonal mit einem Fuß auf das Balance-pad und führen danach Ihr hinteres Bein und den Gegenarm vor Ihrem Körper zusammen.

Diese Bewegung können Sie mit und ohne Absteigen wiederholen (Repeater) oder nach jedem Schritt Ihr Bein mit einem Zwischenschritt auf dem Boden wechseln.

Dauer

15–30 sec

Back – *für einen starken Rücken*

Das AGR® zertifizierte Balance-pad bietet die Möglichkeit, alle klassischen Rückenübungen um den Zusatzeffekt eines instabilen Untergrundes zu erweitern. Somit sorgt es für vielfältige Möglichkeiten, das Übungsprogramm qualitativ zu variieren. Dabei können viele andere Stützoptionen auf dem Balance-pad genutzt werden.

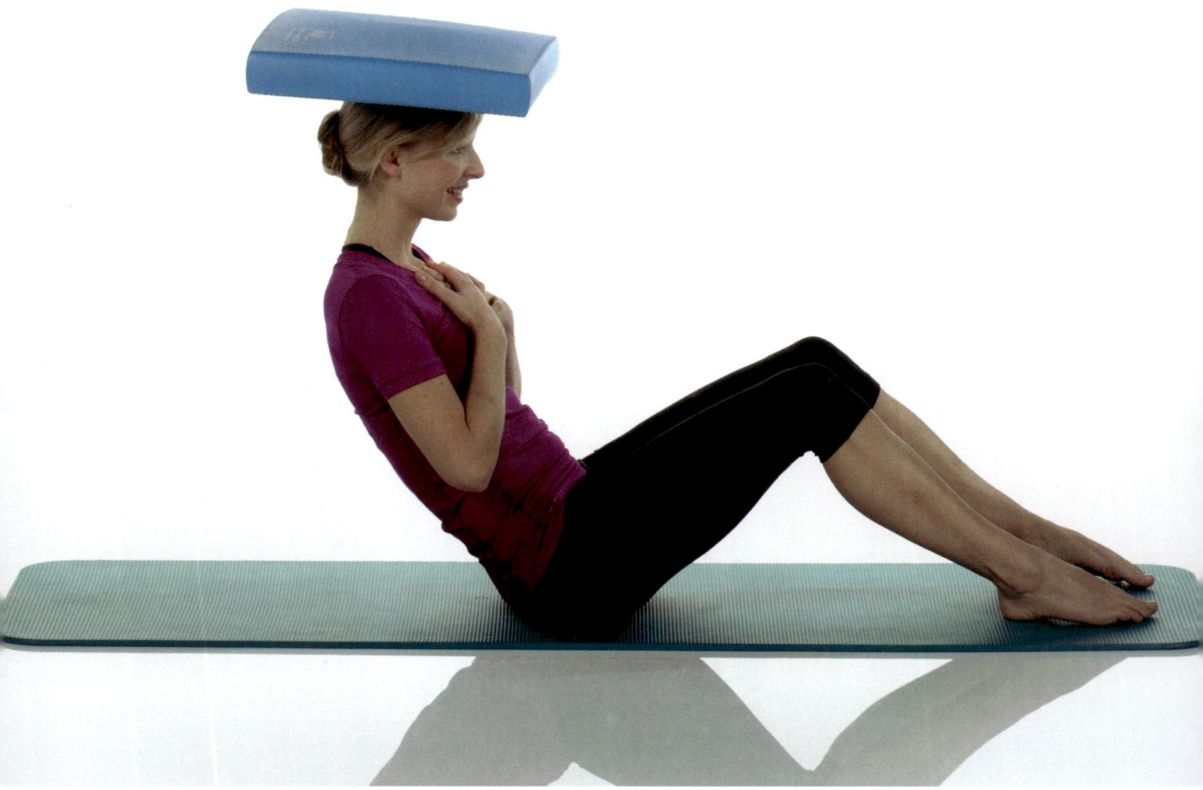

Übung 1 » Schütze spannt den Bogen

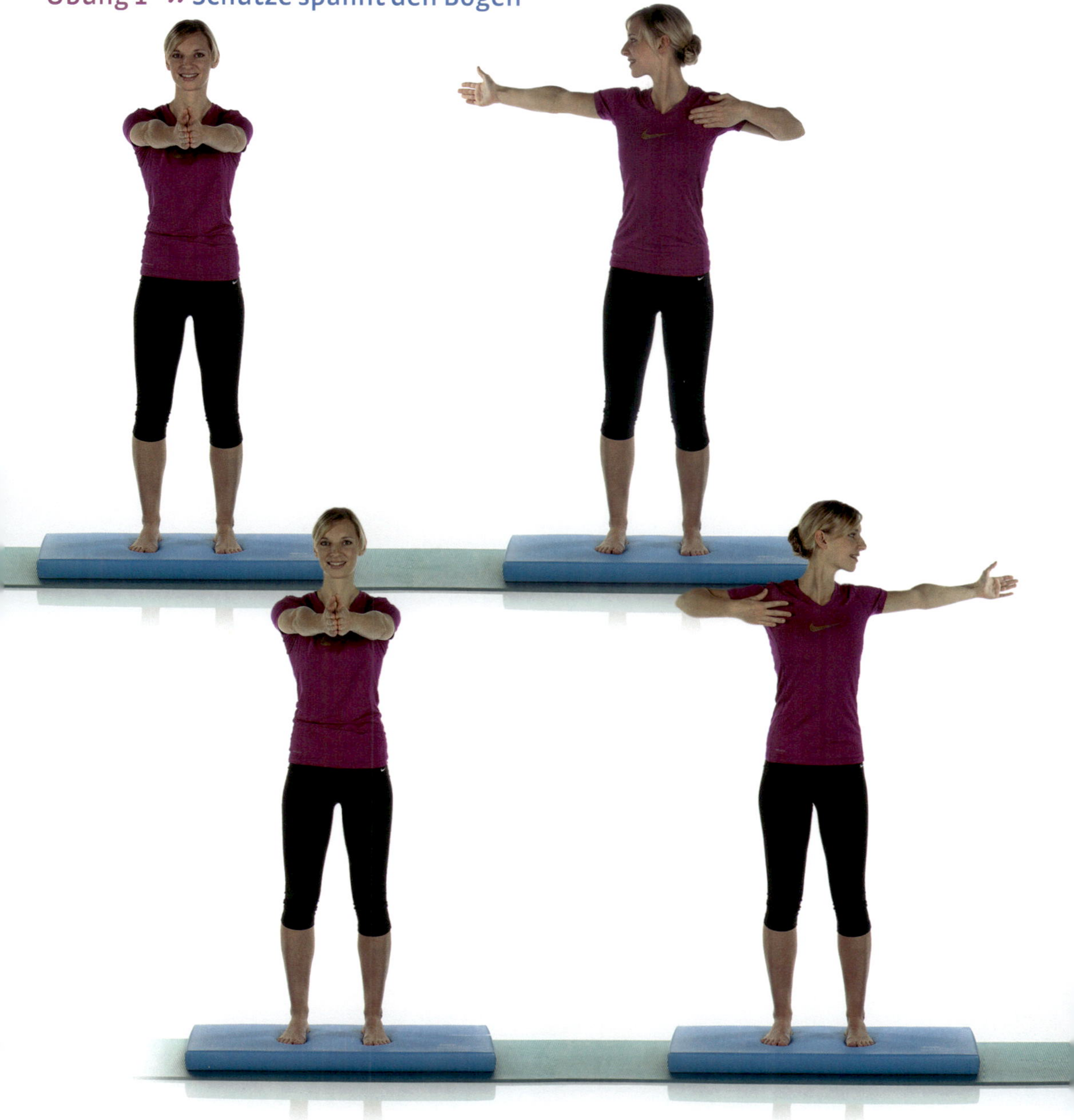

Beschreibung
Stabiler beidbeiniger Stand, die Arme nach vorne strecken und wechselseitig öffnen, dem gestreckten Arm folgt immer der Kopf, Beugung und Streckung im seitlichen Wechsel durchführen

Wirkungen
Stabilisiert die Körpermitte, hilft, die Schulterblätter nach unten zu bringen und zusammenzuziehen

Dauer
15–30 sec

Übung 2 » Vierfüßlerposition

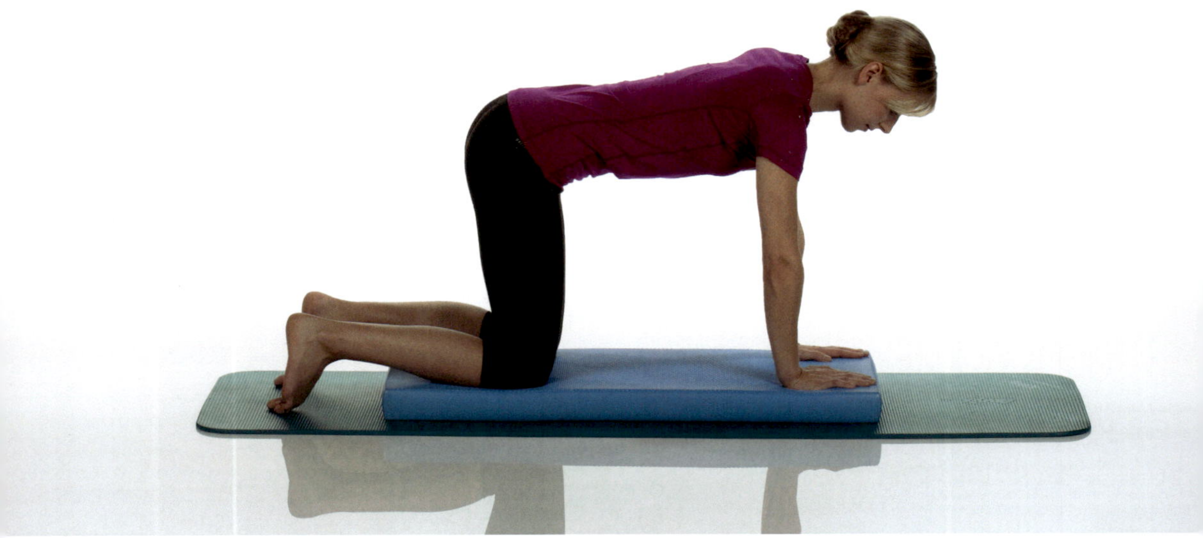

Beschreibung
Auf dem Balance-pad XLarge eine stabile Position mit geradem Rücken finden und halten

Wirkungen
Stabilisiert die Körpermitte

Variationen
Die Augen schließen

Dauer
15–30 sec

Übung 3 » Katzenbuckel

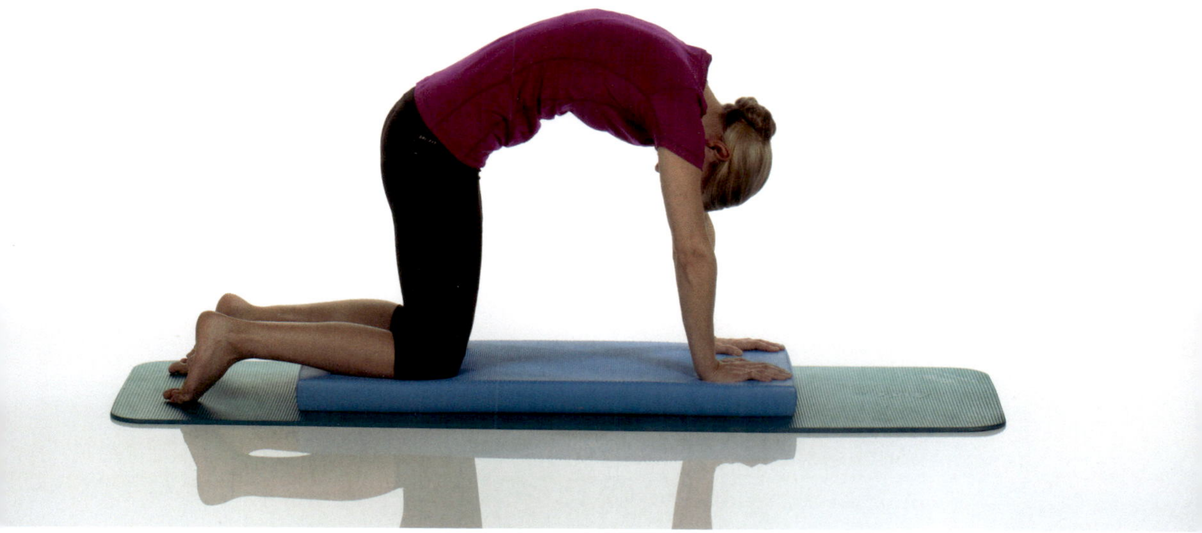

Beschreibung
Vierfüßlerposition, die Wirbelsäule im Wechsel auf- und einrollen

Wirkungen
Stabilisiert den Körper

Variationen
Die Augen schließen

Dauer
15–30 sec

Übung 4 » Vierfüßlerposition

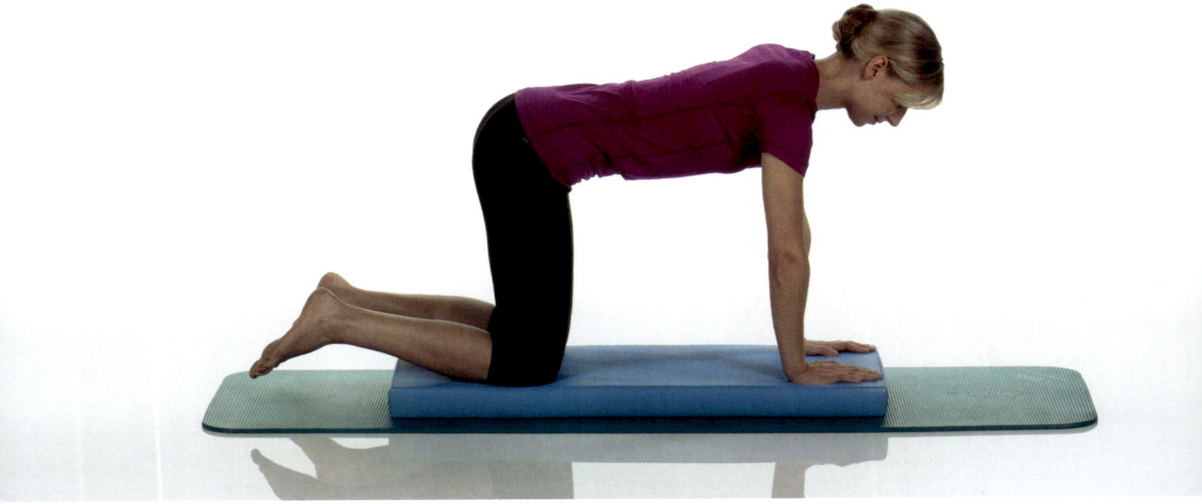

Beschreibung
Auf dem Balance-pad XLarge eine stabile Position mit geradem Rücken finden und die Füße vom Boden lösen, Vierpunktposition

Wirkungen
Stabilisiert die Körpermitte

Variationen
Die Augen schließen

Dauer
15–30 sec

Übung 5 » Vierfüßlerposition, Superman

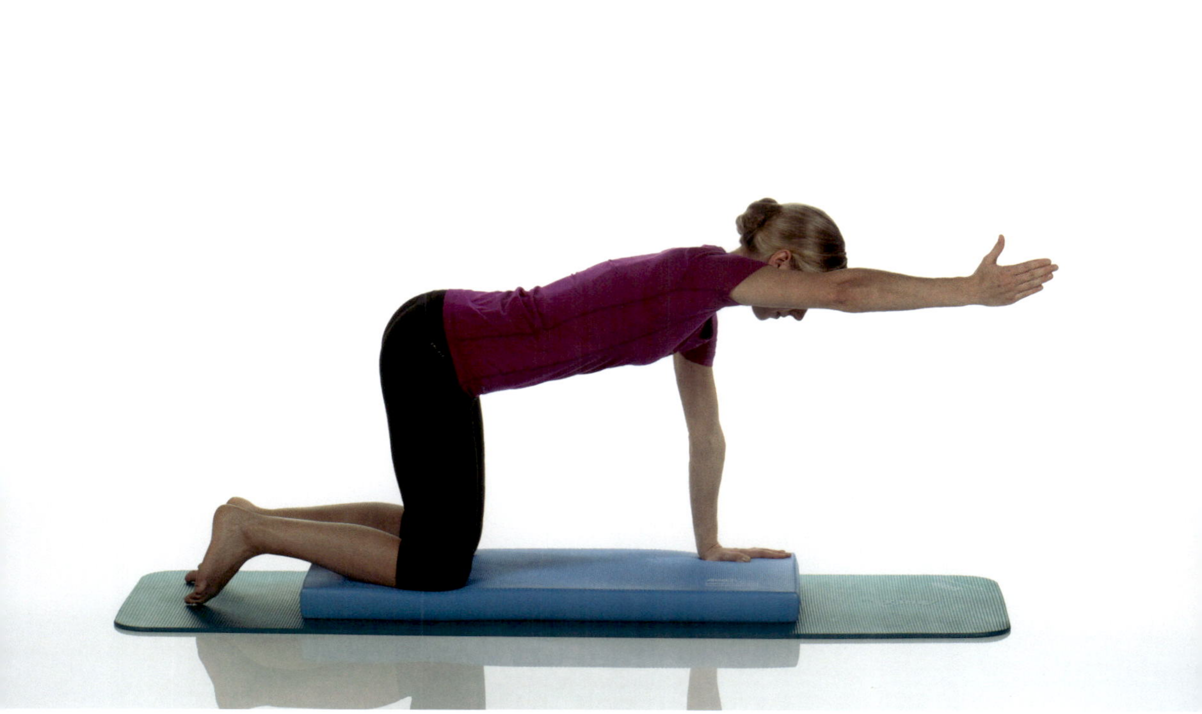

Beschreibung
Auf dem Balance-pad XLarge eine stabile Position mit geradem Rücken finden und einen Arm nach vorne strecken

Wirkungen
Stabilisiert die Körpermitte, Rotationsstabilität

Variationen
Armwechsel, die Augen schließen

Dauer
15–30 sec

Übung 6 » Vierfüßlerposition

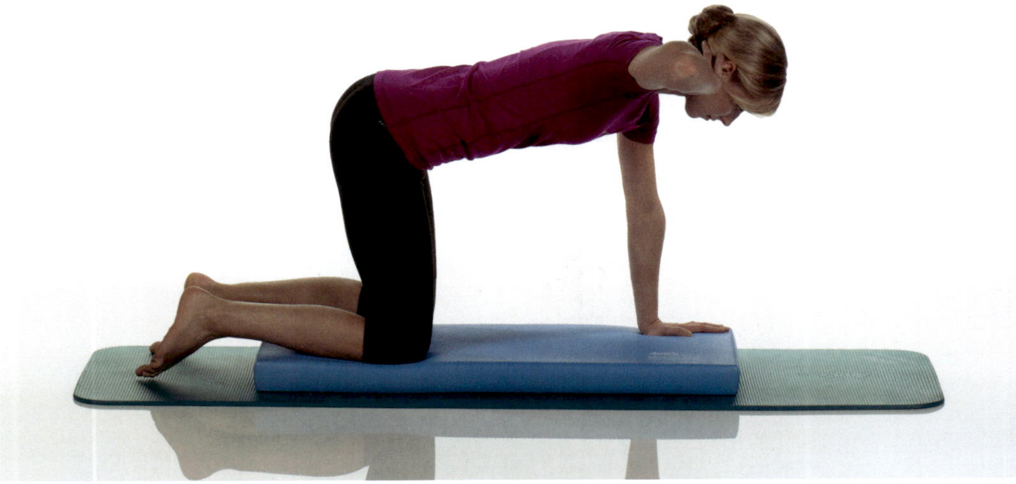

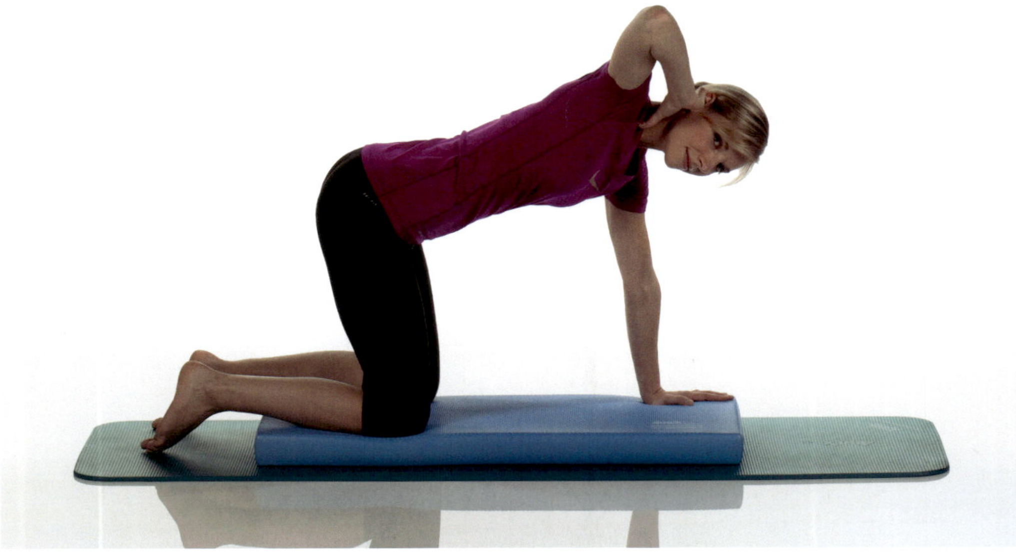

Beschreibung
Auf dem Balance-pad XLarge eine stabile Position mit geradem Rücken finden und eine Hand in den Nacken legen, den Arm seitlich anheben

Wirkungen
Stabilisiert die Körpermitte, Rotationsstabilität

Variationen
Armwechsel, die Augen schließen

Dauer
15–30 sec

Übung 7 » Tabletop

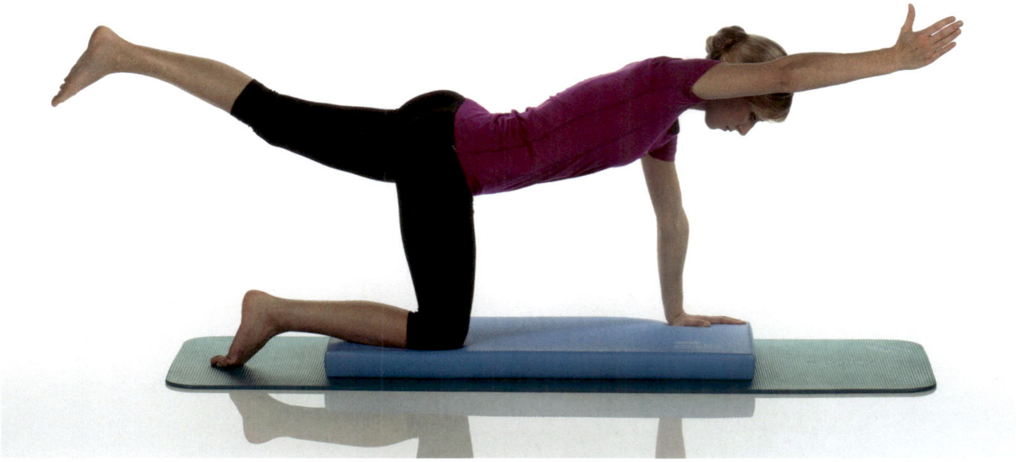

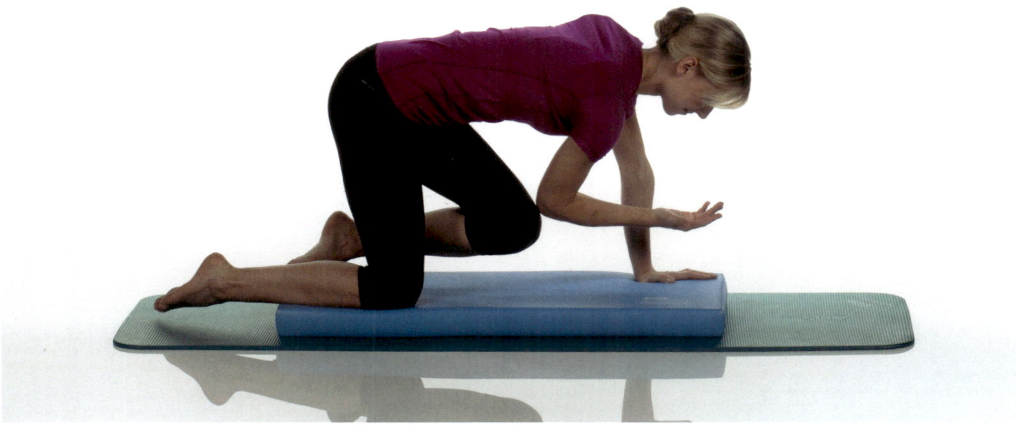

Beschreibung
Tabletop-Position, Knie und Ellenbogen unter dem Körper zusammenführen

Wirkungen
Stabilisiert die Körpermitte, Rotationsstabilität

Variationen
Armwechsel, die Augen schließen

Dauer
15–30 sec

Übung 8 » Tabletop

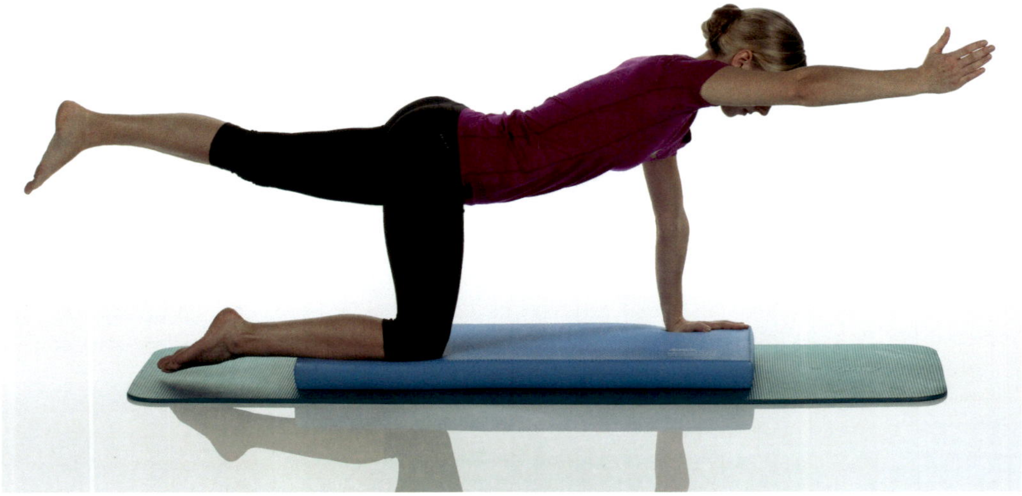

Beschreibung
Tabletop-Position ohne Fußaufsatz, Zweipunktbelastung

Wirkungen
Stabilisiert die Körpermitte, Rotationsstabilität

Variationen
Armwechsel, die Augen schließen

Dauer
15–30 sec

Übung 9 » Tabletop

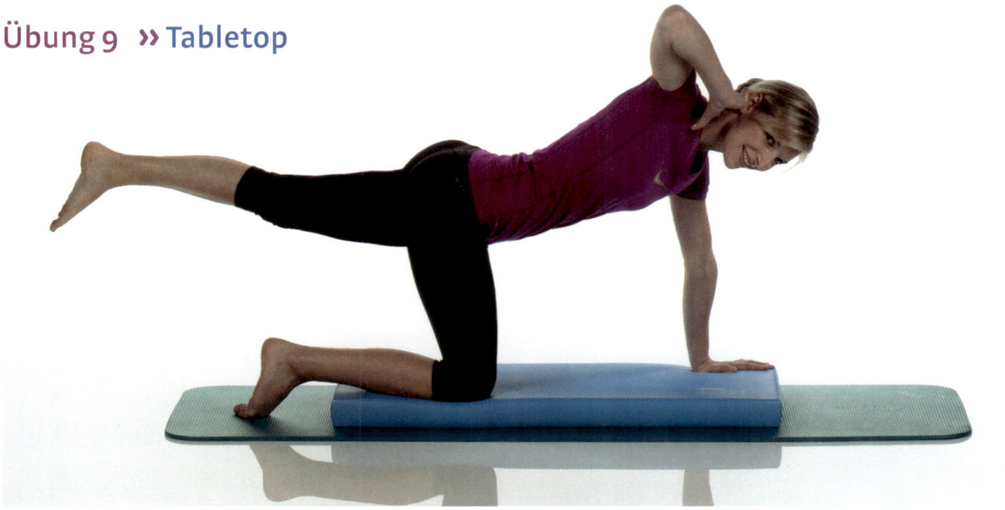

Beschreibung
Tabletop-Position mit Fußaufsatz und geradem Rücken, eine Hand in den Nacken legen, den Ellenbogen seitlich anheben

Wirkungen
Stabilisiert die Körpermitte, Rotationsstabilität

Variationen
Armwechsel, die Augen schließen

Dauer
15–30 sec

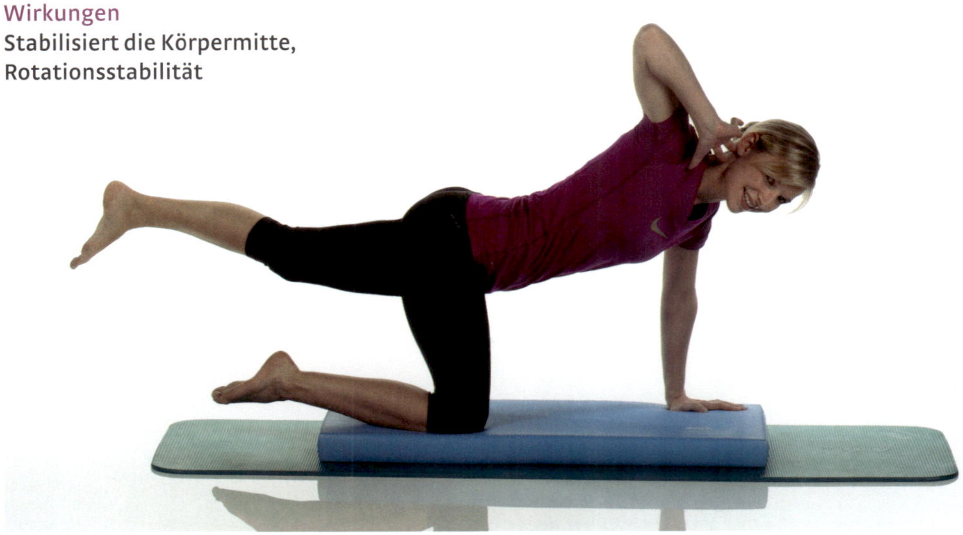

Übung 10 » Tabletop

Beschreibung
Tabletop-Position ohne Fußaufsatz, Zweipunktbelastung, der Rücken ist gerade, eine Hand in den Nacken legen, den Ellenbogen seitlich anheben

Wirkungen
Stabilisiert die Körpermitte, Rotationsstabilität

Variationen
Armwechsel, die Augen schließen

Dauer
15–30 sec

Übung 11 » Fersensitz

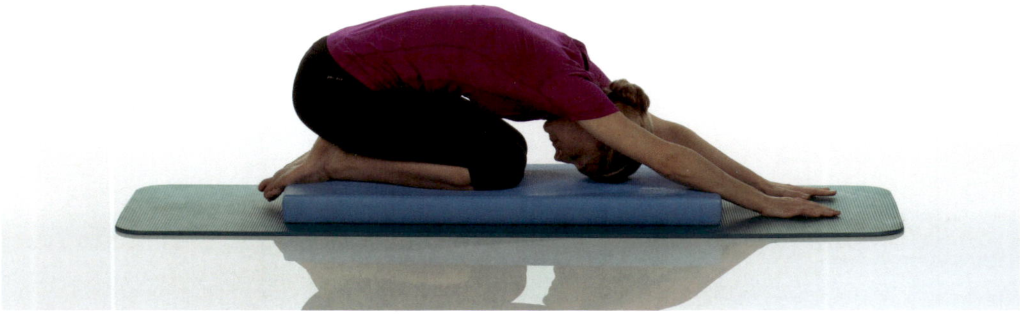

Beschreibung
Fersensitz, die Arme lang nach vorne strecken

Wirkungen
Streckung bzw. Dehnung des Arm-Rumpfwinkels

Dauer
15–30 sec

Übung 12 » Fersensitz

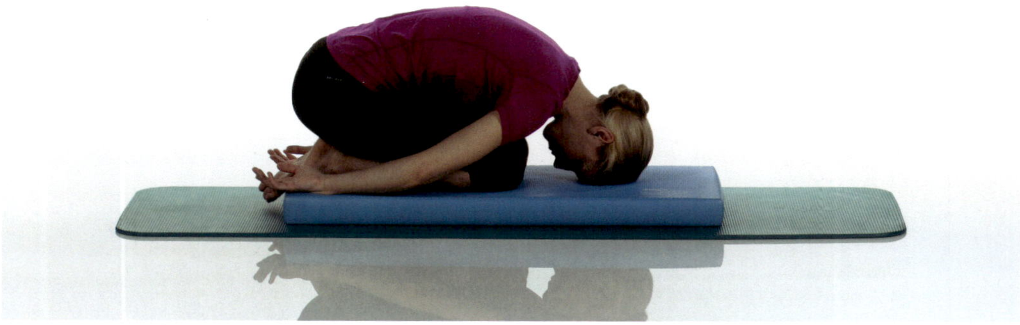

Beschreibung
Fersensitz, die Arme neben den Beinen ablegen

Wirkungen
Dehnung des unteren Rückens

Dauer
15–30 sec

Übung 13 » Rückenlage

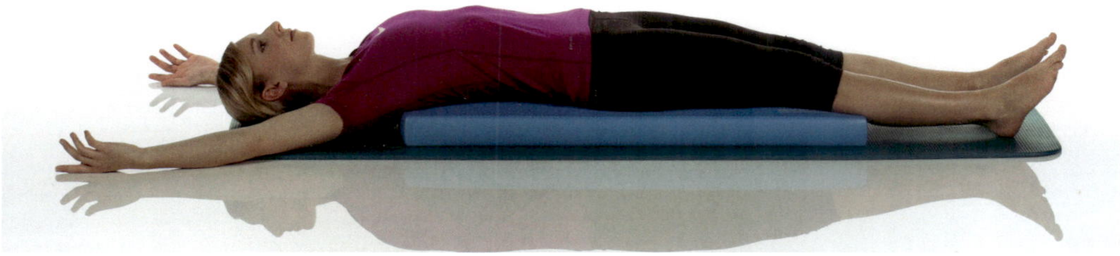

Beschreibung
Rückenlage, den Rücken mit langen Armen überstrecken

Wirkungen
Dehnung der Brustmuskulatur, Mobilisation der Brustwirbelsäule

Dauer
15–30 sec

Übung 14 » Rückenlage

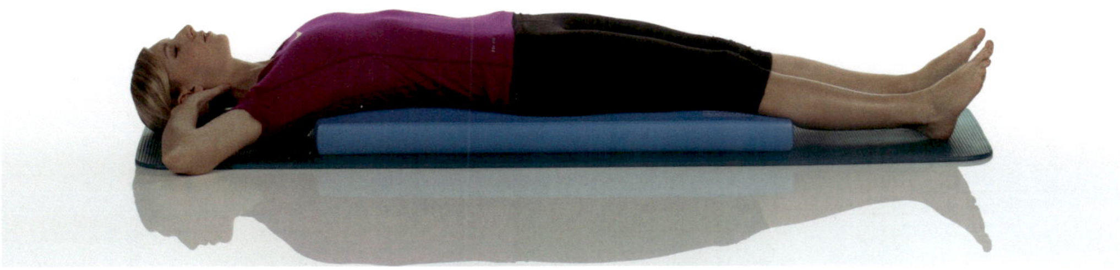

Beschreibung
Rückenlage, den Rücken mit gebeugten Armen überstrecken

Wirkungen
Dehnung der Brustmuskulatur, Mobilisation der Brustwirbelsäule

Dauer
15–30 sec

Übung 15 » Becken anheben

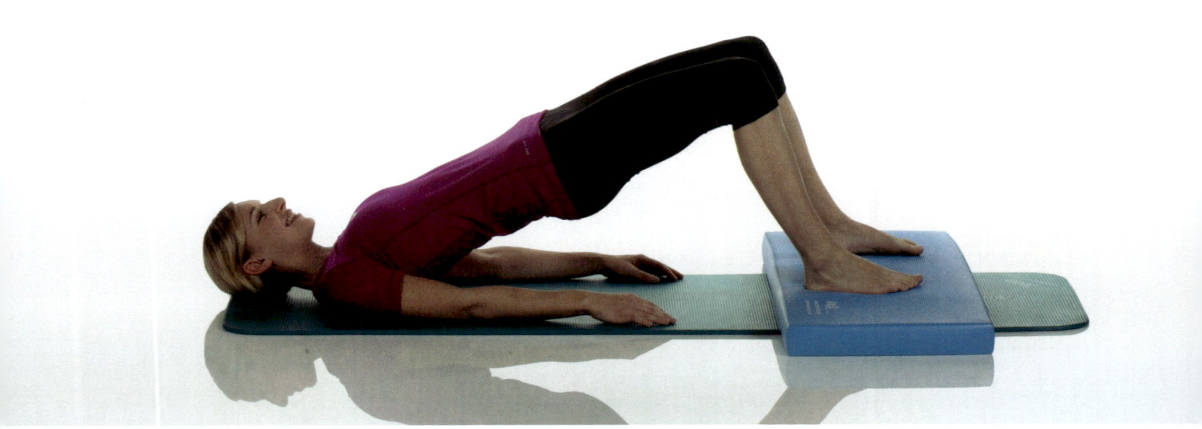

Beschreibung
Rückenlage, das Becken anheben, die Füße auf dem Balance-pad im Wechsel heben und senken

Wirkungen
Stabilisierung der Knieachse, Kräftigung der Rückenstrecker

Dauer
15–30 sec

Übung 16 » Becken anheben

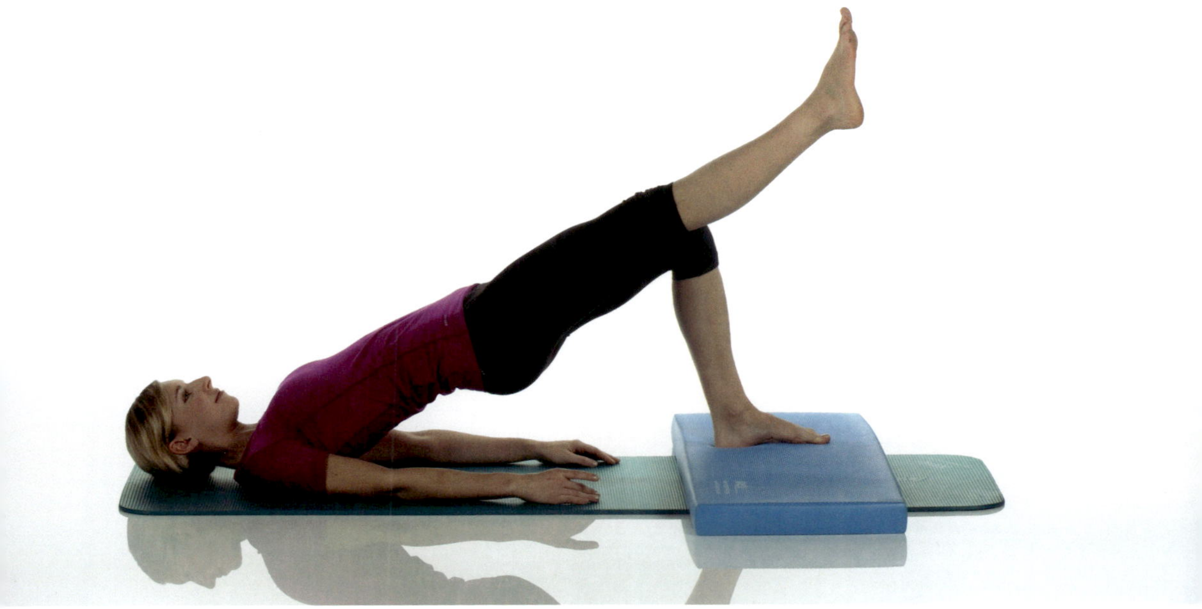

Beschreibung

Rückenlage, das Becken anheben, die Füße auf dem Balance-pad im Wechsel gestreckt anheben und senken

Wirkungen

Stabilisierung der Knieachse, Kräftigung der Rückenstrecker

Dauer

15–30 sec

Übung 17 » Becken anheben

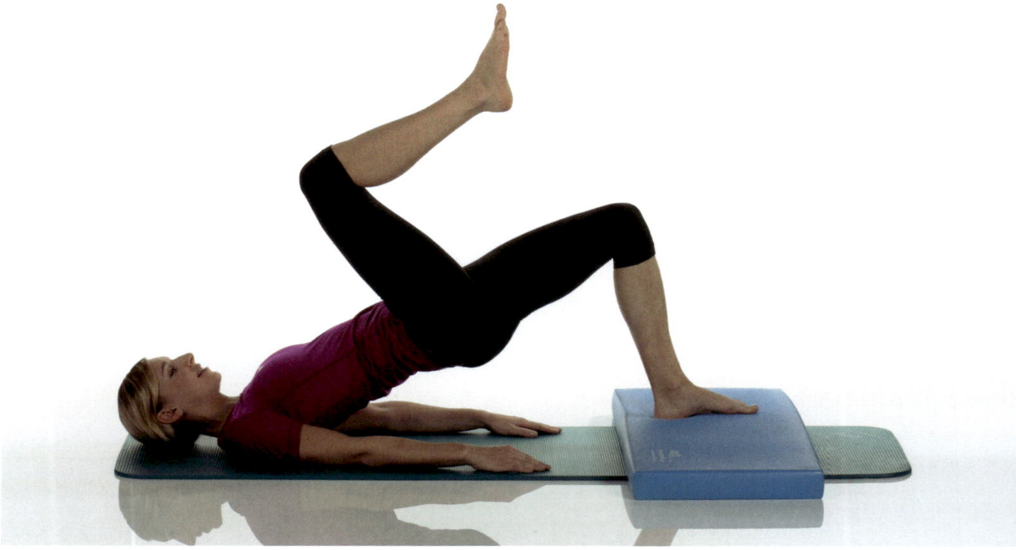

Beschreibung

Rückenlage, das Becken anheben, die Füße auf dem Balance-pad im Wechsel in Knie und Hüfte gebeugt anheben und senken

Wirkungen

Stabilisierung der Knieachse, Kräftigung der Rückenstrecker

Dauer

15–30 sec

Übung 18 » Lendenwirbelsäule einrollen

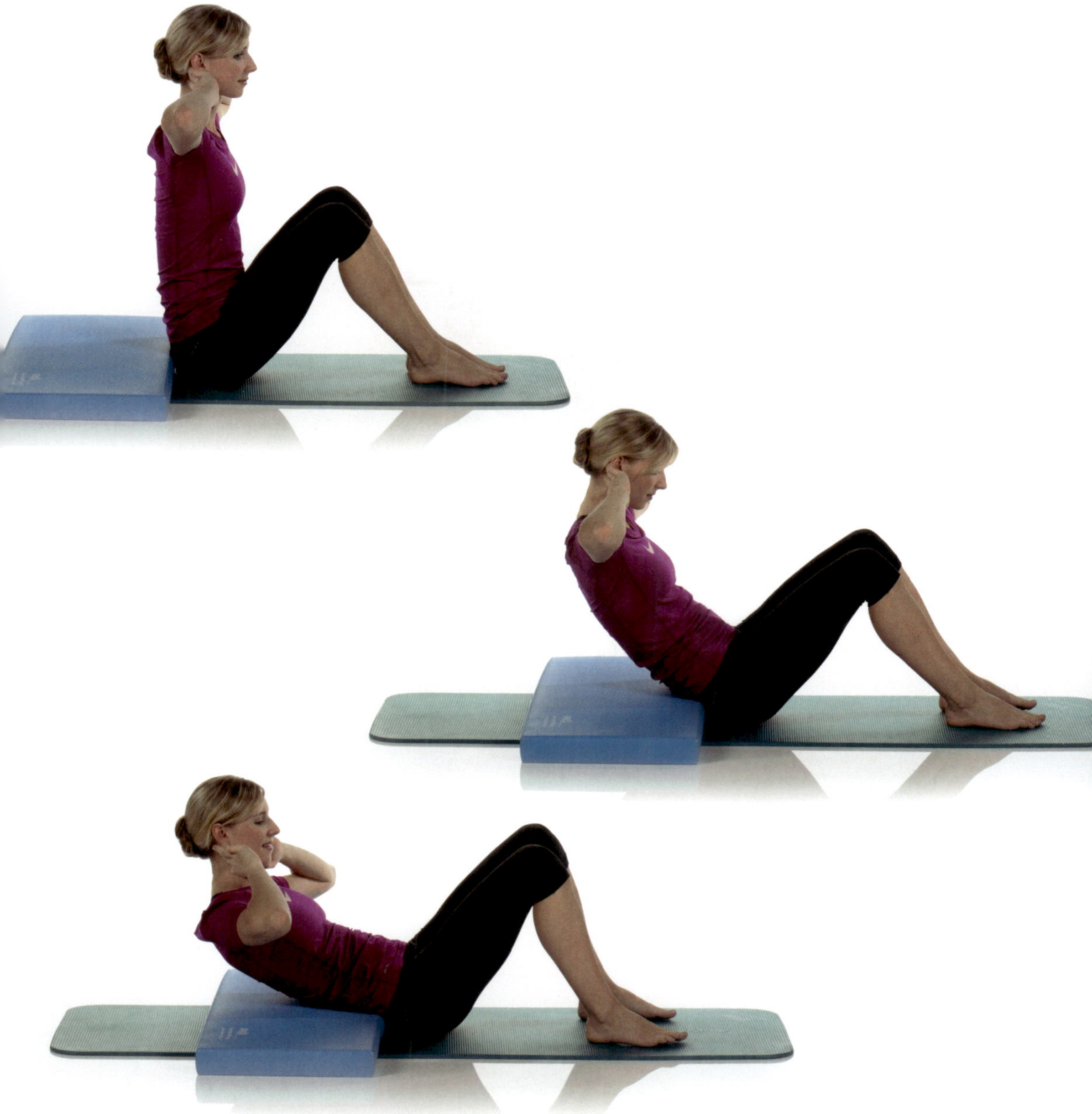

Beschreibung
Im Sitz mit angestellten Beinen langsam die Lendenwirbelsäule in das Balance-pad einrollen und den Druck aufrechterhalten, dann langsam wieder aufrollen

Wirkungen
Kräftigung der Bauchmuskulatur

Dauer
15–30 sec

Übung 19 » Lendenwirbelsäule einrollen

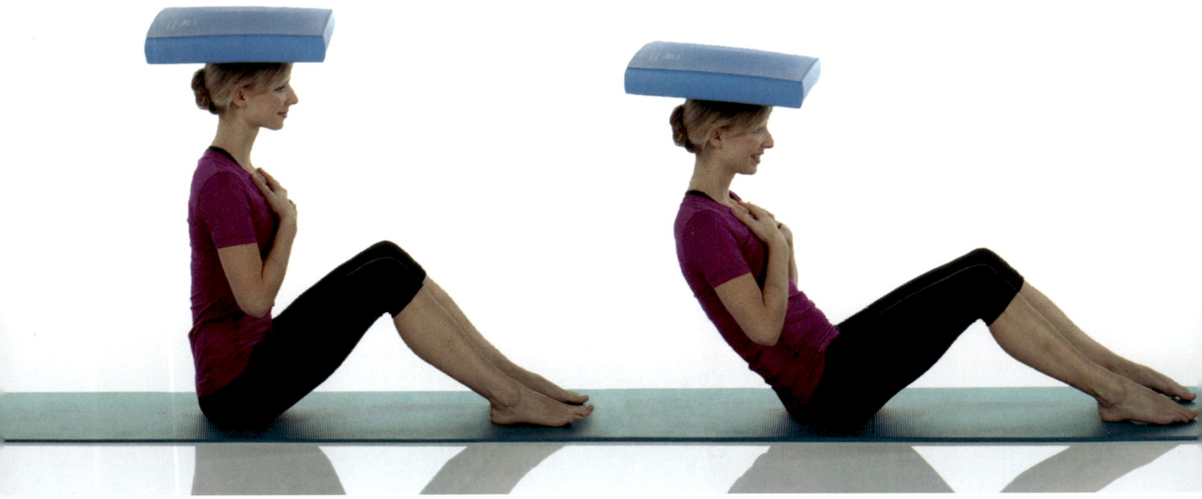

Beschreibung
Im Sitzen mit angestellten Beinen und Balance-pad auf dem Kopf langsam die Lendenwirbelsäule einrollen und wieder aufrollen, ohne dass das Balance-pad zu Boden rutscht

Wirkungen
Kräftigung der Bauchmuskulatur

Dauer
15–30 sec

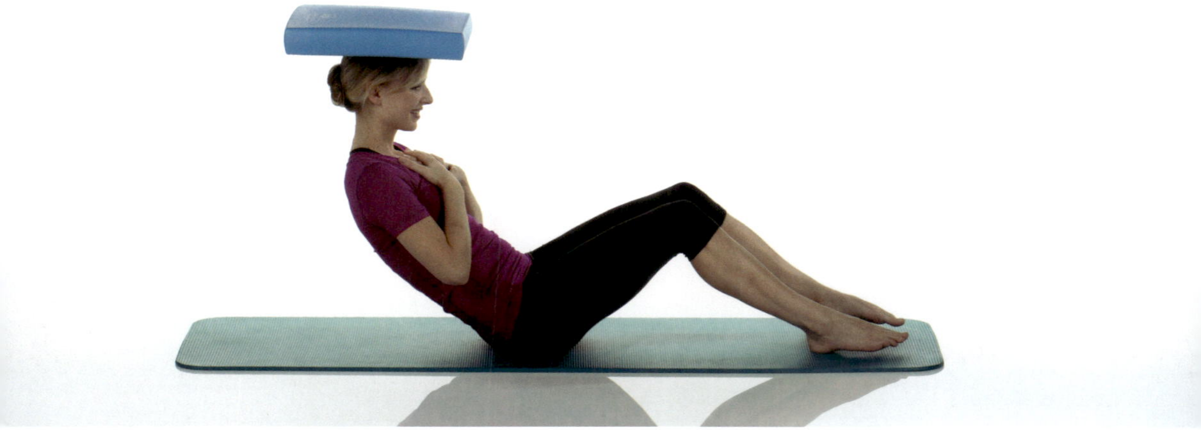

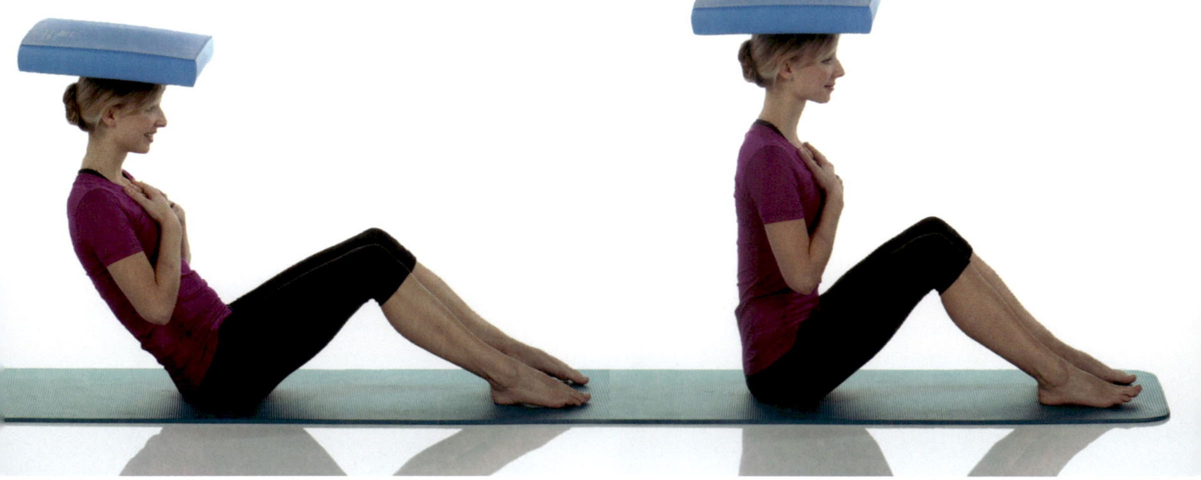

Übung 20 » Bauchlage

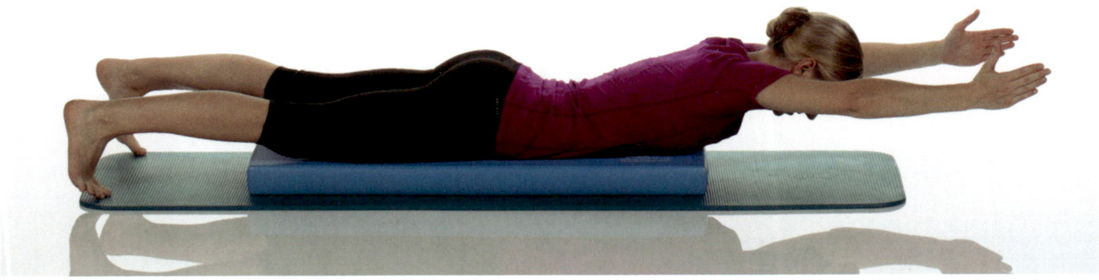

Beschreibung
In der Bauchlage auf dem Balance-pad die Arme gestreckt vorne anheben und halten

Wirkungen
Kräftigung der Rückenmuskulatur

Variationen
Die Übung einarmig durchführen

Dauer
15–30 sec

Übung 21 » Bauchlage

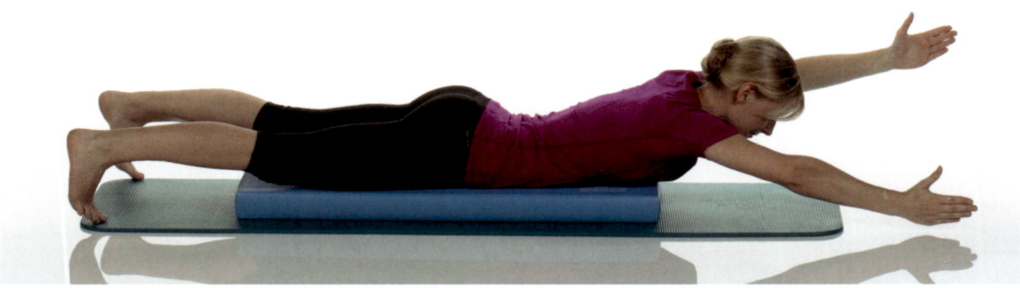

Beschreibung
In der Bauchlage auf dem Balance-pad die Arme gestreckt vorne anheben und im Wechsel auf und ab bewegen

Wirkungen
Kräftigung der Rückenmuskulatur

Dauer
15–30 sec

Übung 22 » Bauchlage

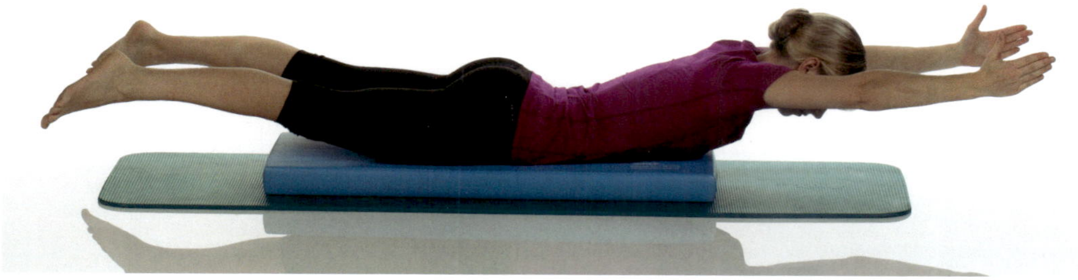

Beschreibung
In der Bauchlage auf dem Balance-pad die Arme und Beine gestreckt vorne und hinten anheben und halten

Wirkungen
Kräftigung der Rückenmuskulatur

Dauer
15–30 sec

Übung 23 » Bauchlage

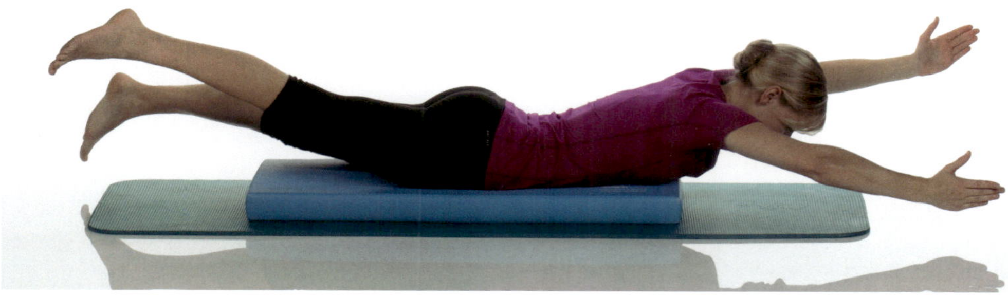

Beschreibung
In der Bauchlage auf dem Balance-pad die Arme und Beine gestreckt vorne und hinten anheben und im Wechsel auf und ab bewegen

Wirkungen
Kräftigung der Rückenmuskulatur

Dauer
15–30 sec

Übung 24 » Bauchlage

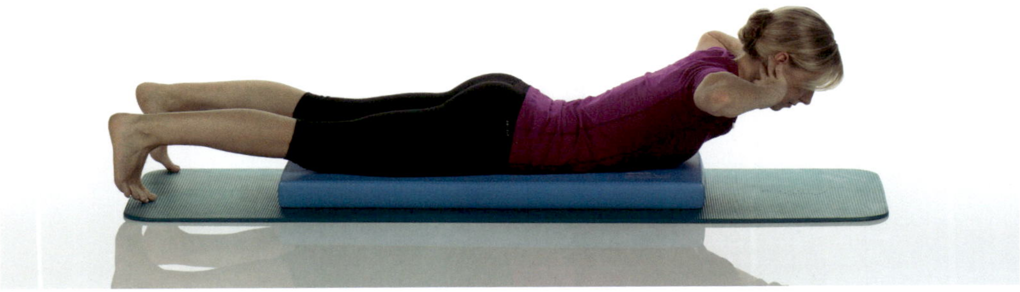

Beschreibung
In der Bauchlage auf dem Balance-pad die Hände im Nacken verschränken, den Oberkörper anheben und halten

Wirkungen
Kräftigung der Rückenmuskulatur

Dauer
15–30 sec

Übung 25 » Bauchlage

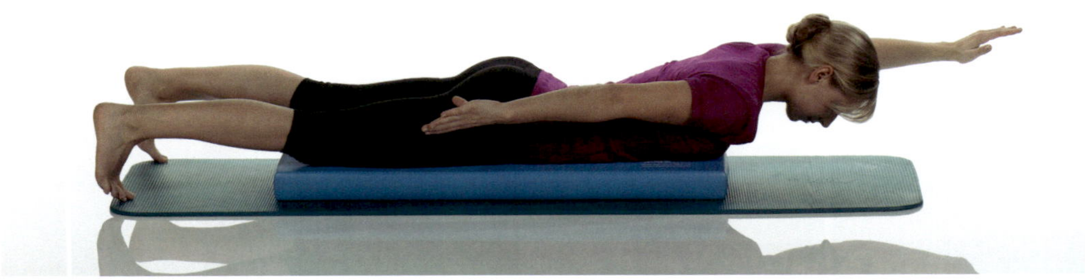

Beschreibung
In der Bauchlage auf dem Balance-pad den einen Arm nach vorne und den anderen nach hinten strecken, die Armposition langsam nah am Boden wechseln

Wirkungen
Kräftigung der Rückenmuskulatur

Dauer
15–30 sec

Übung 26 » Bauchlage

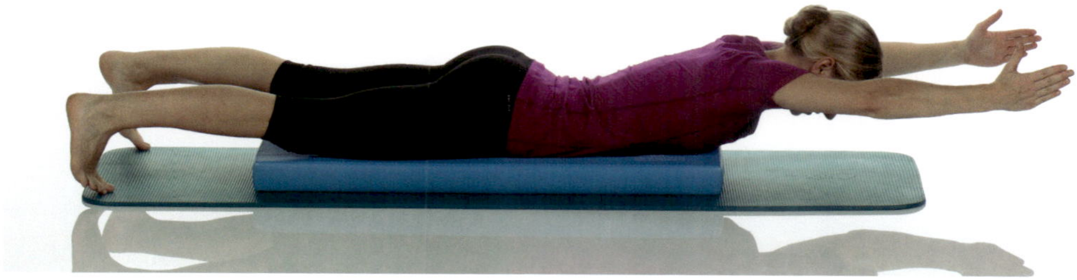

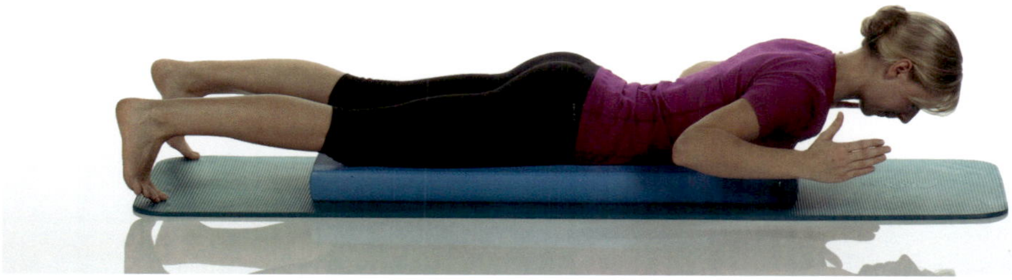

Beschreibung
In der Bauchlage auf dem Balance-pad beide Arme im Wechsel strecken und heranziehen.

Wirkungen
Kräftigung der Rückenmuskulatur

Dauer
15–30 sec

Übung 27 » Kniestand

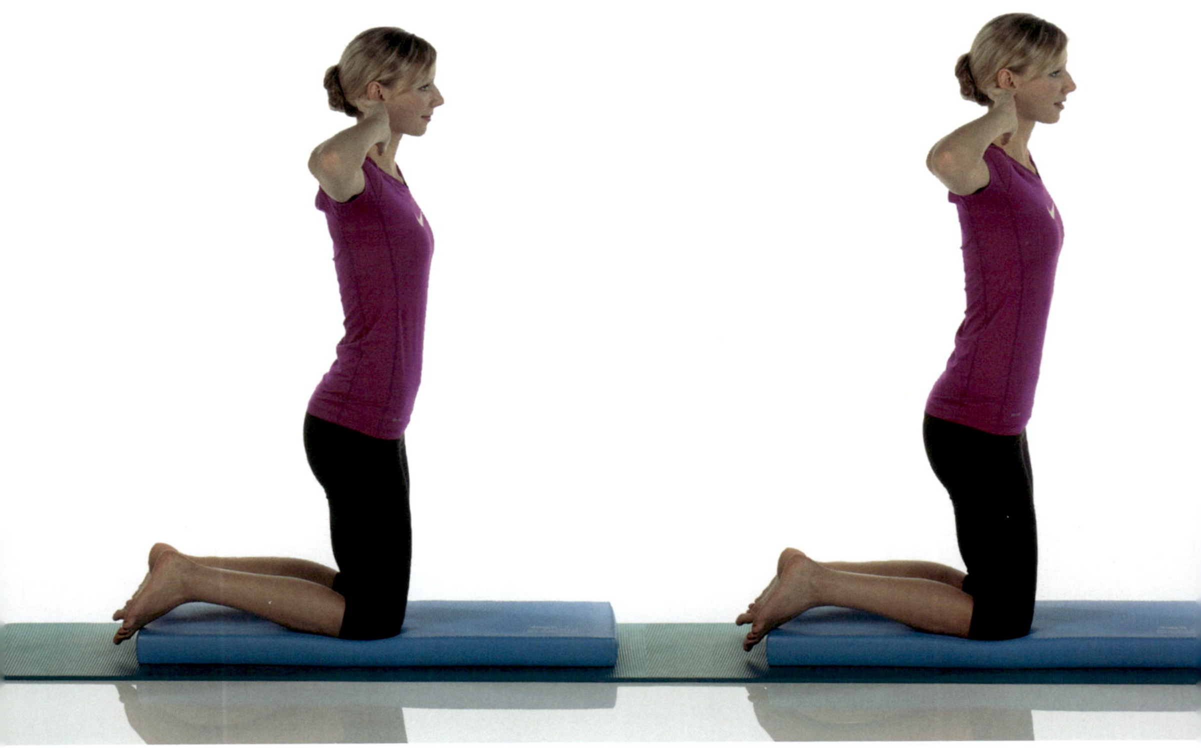

Beschreibung
Kniestand, das Gewicht langsam durch Beugen in der Hüfte nach vorne verlagern, dabei stabil bleiben

Wirkungen
Kräftigung des Beckenbodens und der Rückenmuskulatur

Dauer
15–30 sec

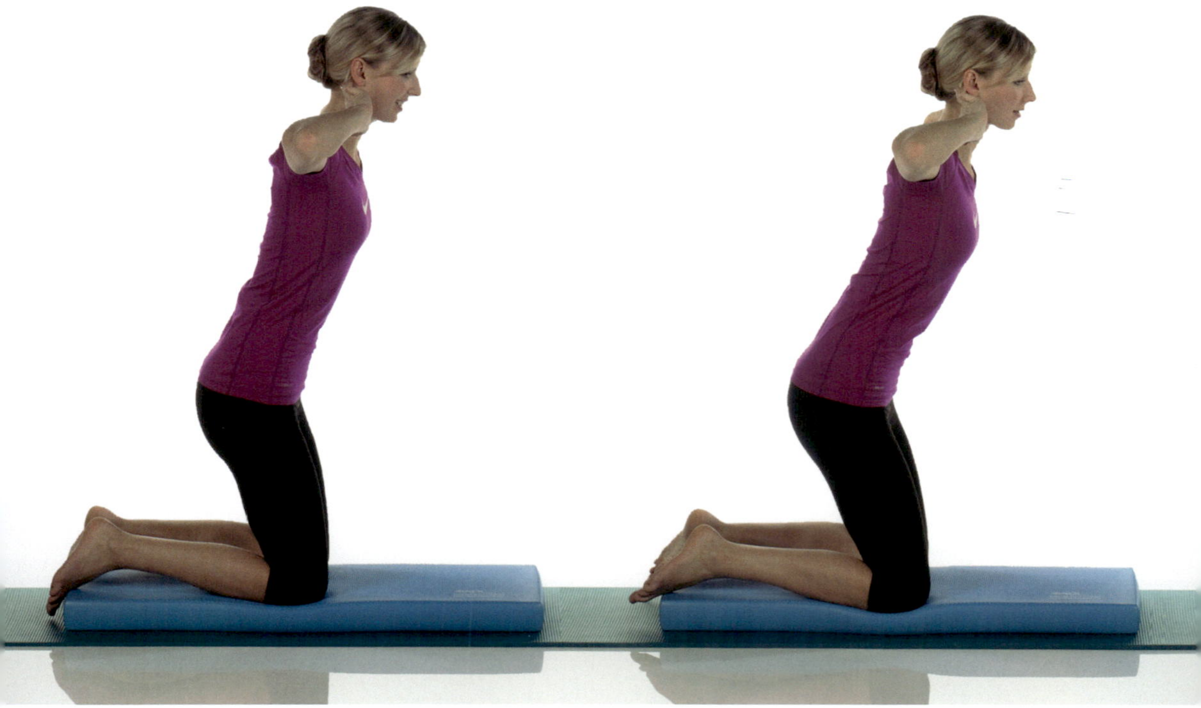

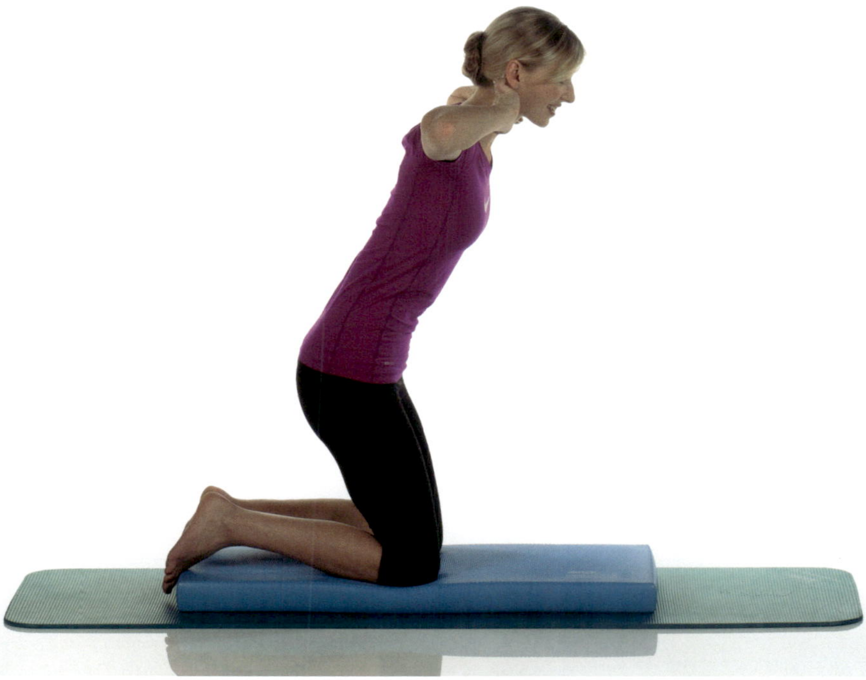

Übung 28 » Rückenlage

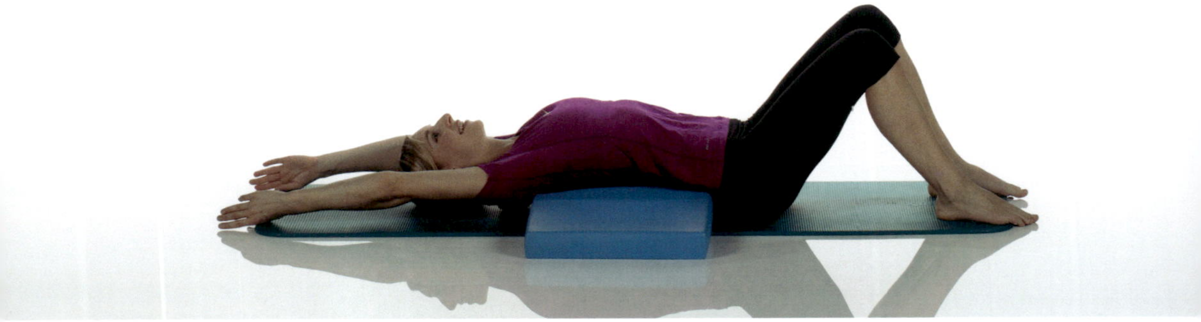

Beschreibung
Rückenlage auf dem Balance-pad, die Füße anstellen, die Wirbelsäule quer überstrecken

Wirkungen
Dehnung der Brustmuskulatur, Mobilisation der Brustwirbelsäule

Dauer
15- 30 sec

Übung 29 » Ausfallschritt

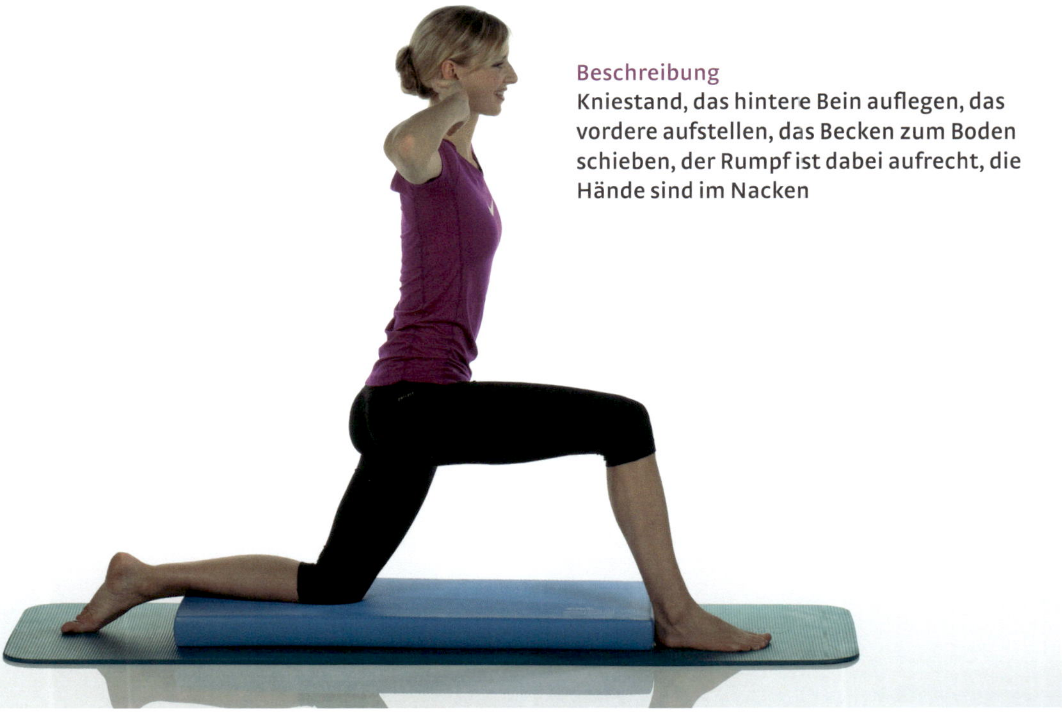

Beschreibung
Kniestand, das hintere Bein auflegen, das vordere aufstellen, das Becken zum Boden schieben, der Rumpf ist dabei aufrecht, die Hände sind im Nacken

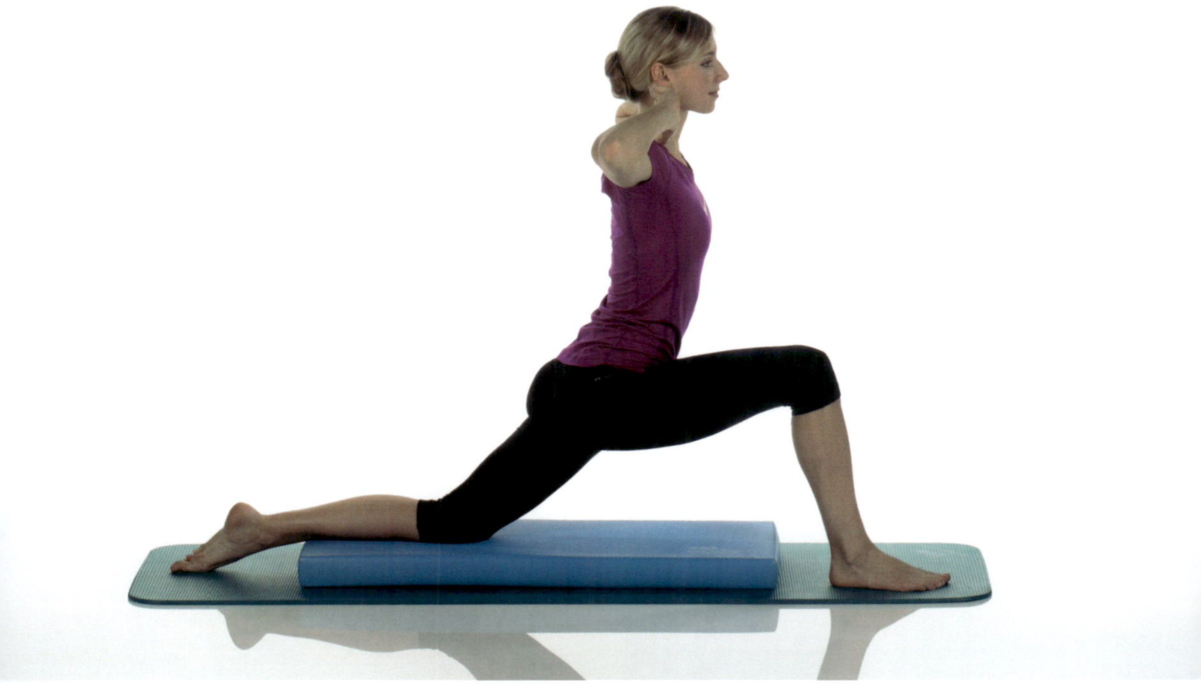

Wirkungen
Dehnung der Hüftbeugemuskulatur

Variationen
Seitenwechsel

Dauer
15–30 sec

Stability – *für einen starken Rumpf*

Das Stability-Programm auf dem Balancepad trainiert vor allem den Core-Bereich des Körpers zwischen Schulter- und Hüftachse. Dieser Kernbereich stellt den Körperschwerpunkt darstellt und sorgt für Stabilität während der Bewegung. Die zur Core-Stabilität beitragenden Muskeln sind die Bauch-, Wirbelsäulen-, Becken- und Hüftmuskeln. Die Core-Muskeln stehen in einer komplexen Interaktion miteinander. Erst die daraus resultierende Rumpfstabilität ermöglicht eine Mobilität im Bereich der Extremitäten und stellt damit die Basis Sportart spezifischer Bewegungen dar. Diese Stabilität muss in allen drei Bewegungsebenen gegeben sein.

Wie Studien zeigen, sind auch das Zwerchfell und die oft verkannte Beckenbodenmuskulatur an diesem Mechanismus beteiligt. Die Kontraktion der Muskeln erfolgt, bevor die Bewegung in den Gliedern eingeleitet wird. Hierdurch wird der Rumpf auf seinen Einsatz vorbereitet. Interessant ist, dass eine nur fünf bis zehn Prozent stärkere Aktivierung dieser Muskeln ausreichend ist, um die Wirbelsäule für die Aktivitäten des täglichen Lebens sowie für schwere Arbeiten zu festigen. Damit stellt eine funktionierende Muskulatur in diesem Bereich einen guten Schutz vor Rückenproblemen dar.

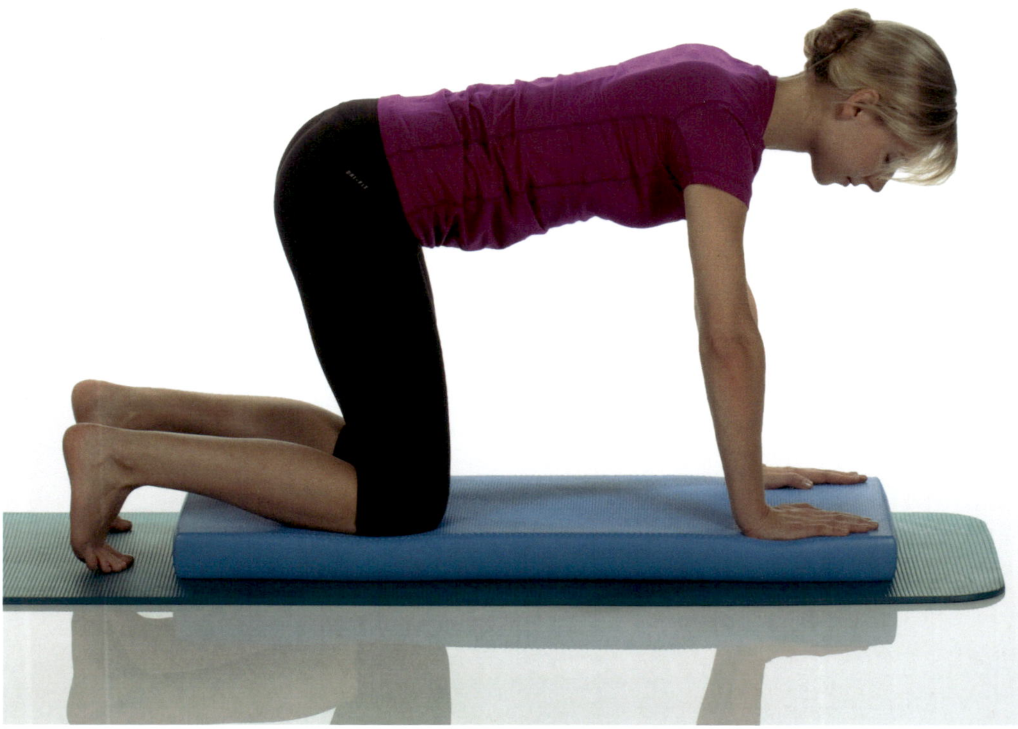

Übung 1 » Unterarmstütz

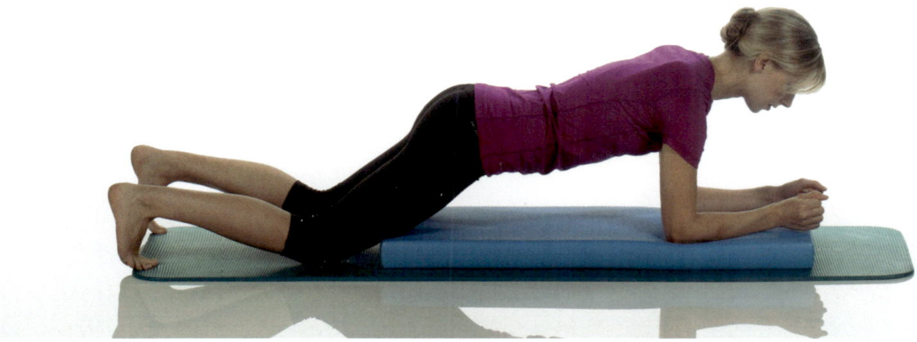

Beschreibung
Mit den Unterarmen auf dem Balance-pad schulterbreit abstützen, die Knie berühren den Boden, den Rücken gerade halten

Wirkungen
Hilft, die Stützpunkte und die Körpermitte zu erspüren und zu stabilisieren

Variationen
Die Augen schließen

Dauer
15–30 sec

Übung 2 » Unterarmstütz

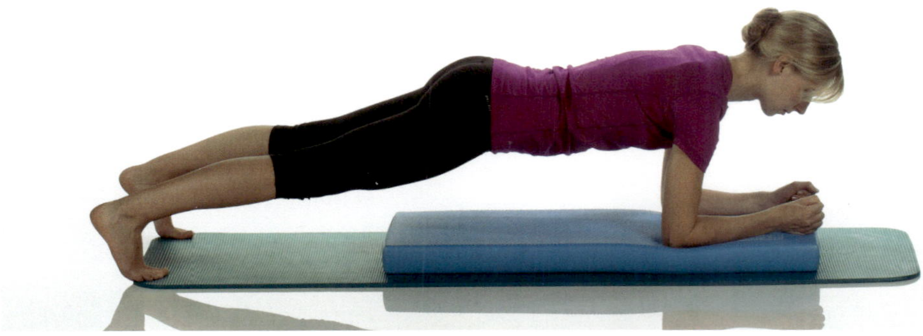

Beschreibung
Mit den Unterarmen auf dem Balance-pad schulterbreit abstützen, die Füße berühren den Boden, den Rücken gerade halten

Wirkungen
Hilft, die Stützpunkte und die Körpermitte zu erspüren und zu stabilisieren

Variationen
Die Augen schließen

Dauer
15–30 sec

Übung 3 » Unterarmstütz einarmig

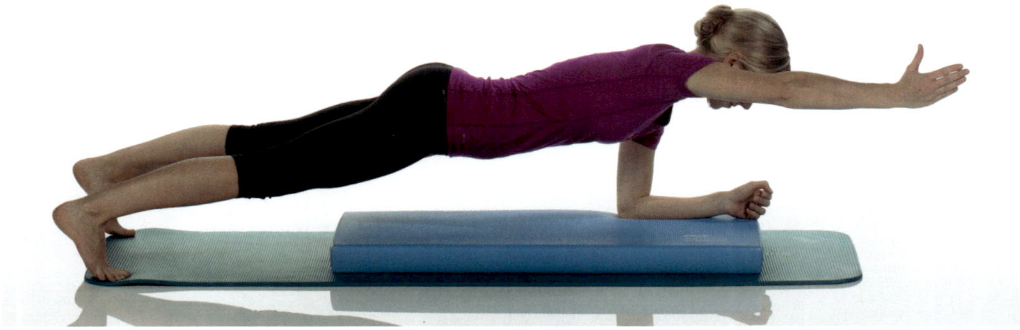

Beschreibung
Mit einem Unterarm auf dem Balance-pad abstützen, den Arm gestreckt vorne halten, die Füße berühren den Boden, den Rücken gerade halten

Wirkungen
Hilft, die Stützpunkte und die Körpermitte zu erspüren und zu stabilisieren

Variationen
Armwechsel, die Augen schließen

Dauer
15–30 sec

Übung 4 » Unterarmstütz einarmig

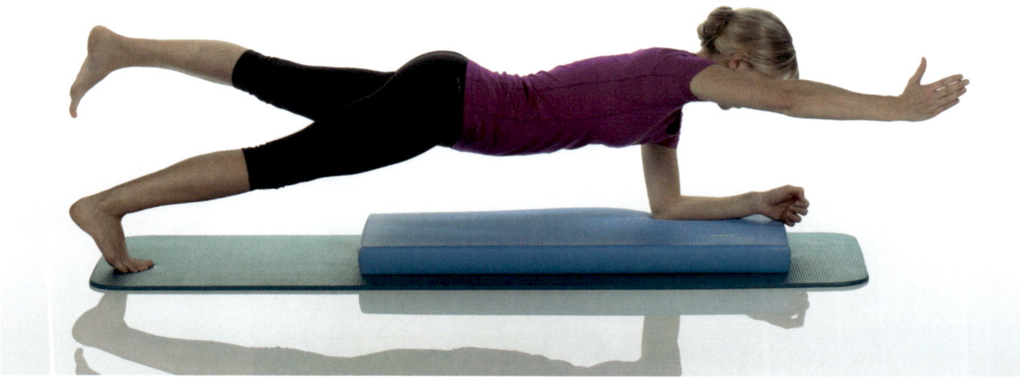

Beschreibung
Mit einem Unterarm auf dem Balance-pad abstützen, einen Arm und ein Bein strecken, der Fuß berührt den Boden, den Rücken gerade halten

Wirkungen
Hilft, die Stützpunkte und die Körpermitte zu erspüren und zu stabilisieren

Variationen
Armwechsel, die Augen schließen

Dauer
15–30 sec

Übung 5 » Unterarmstütz

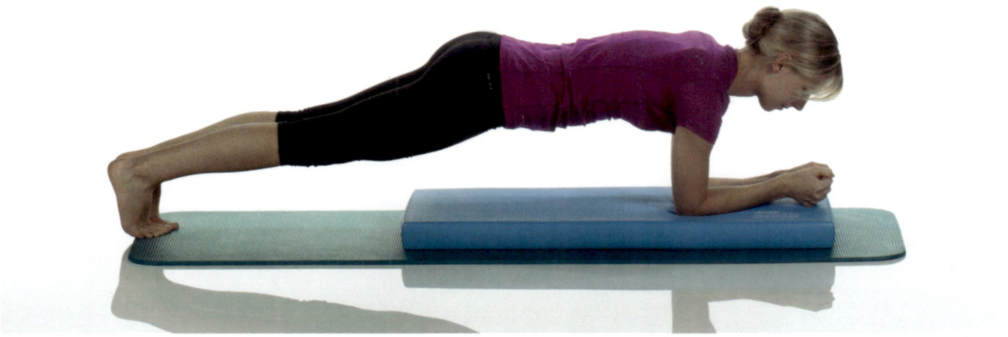

Beschreibung
Mit aneinanderliegenden Unterarmen auf dem Balance-pad abstützen, die Füße ebenfalls nah aneinanderlegen, den Rücken gerade halten

Wirkungen
Hilft, die Stützpunkte und die Körpermitte zu erspüren und zu stabilisieren

Variationen
Die Augen schließen

Dauer
15–30 sec

Übung 6 » Unterarmstütz

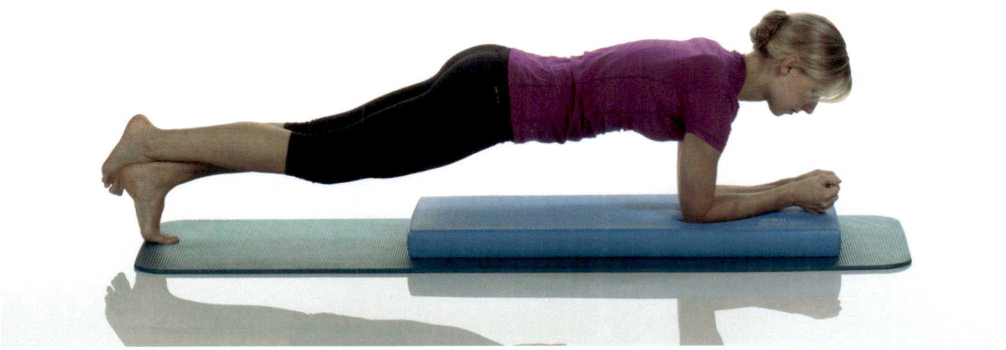

Beschreibung
Mit aneinanderliegenden Unterarmen auf dem Balance-pad abstützen, einen Fuß aufstellen, den anderen darüberlegen, den Rücken gerade halten

Wirkungen
Hilft, die Stützpunkte und die Körpermitte zu erspüren und zu stabilisieren

Variationen
Die Augen schließen

Dauer
15–30 sec

Übung 7 » Unterarmstütz

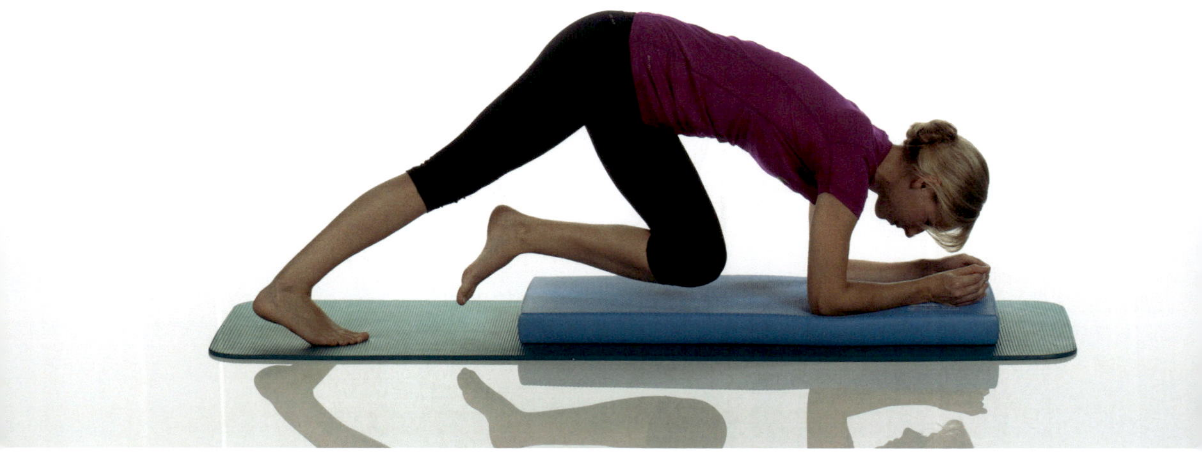

Beschreibung
Mit den Unterarmen abstützen und im Wechsel jeweils ein Bein unter den Körper ziehen und wieder strecken

Wirkungen
Stabilisiert die Körpermitte

Variationen
Beinwechsel

Dauer
15–30 sec

Übung 8 » Unterarmstütz

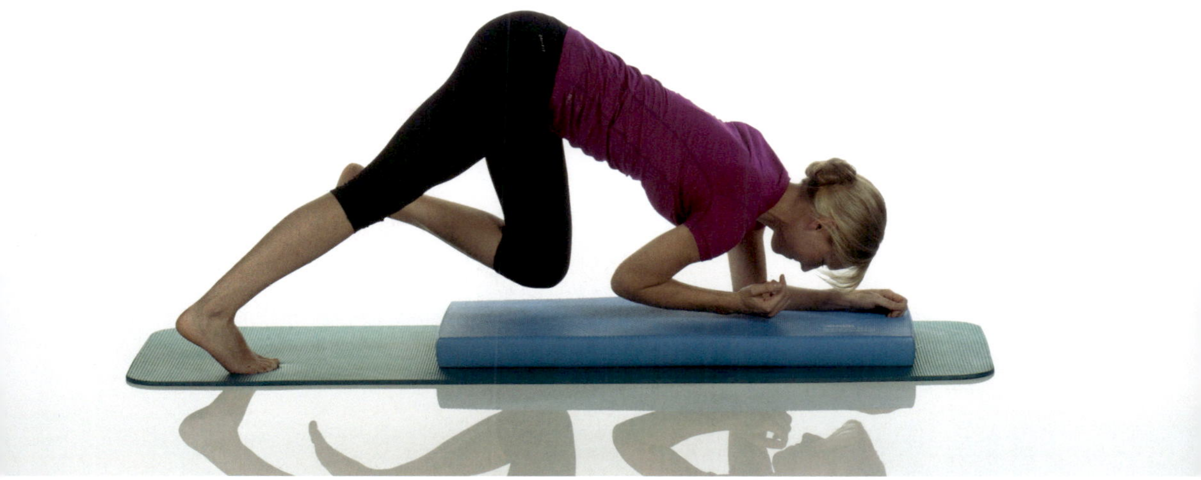

Beschreibung
Mit den Unterarmen abstützen und im Wechsel jeweils ein Bein unter den Körper ziehen und Kontakt zum gegenüberliegenden Ellenbogen herstellen

Wirkungen
Stabilisiert die Körpermitte, Rotationsstabilität

Variationen
Arm- und Beinwechsel

Dauer
15–30 sec

Übung 9 » Hund

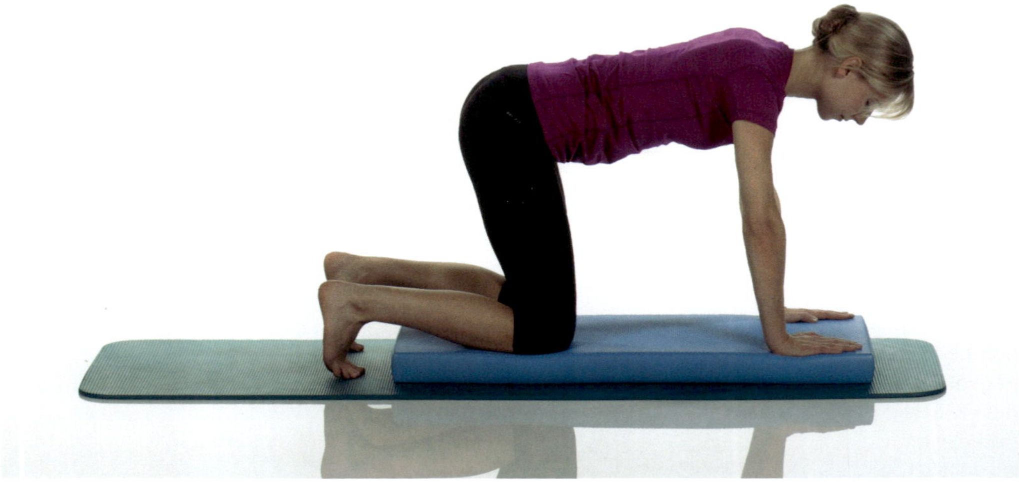

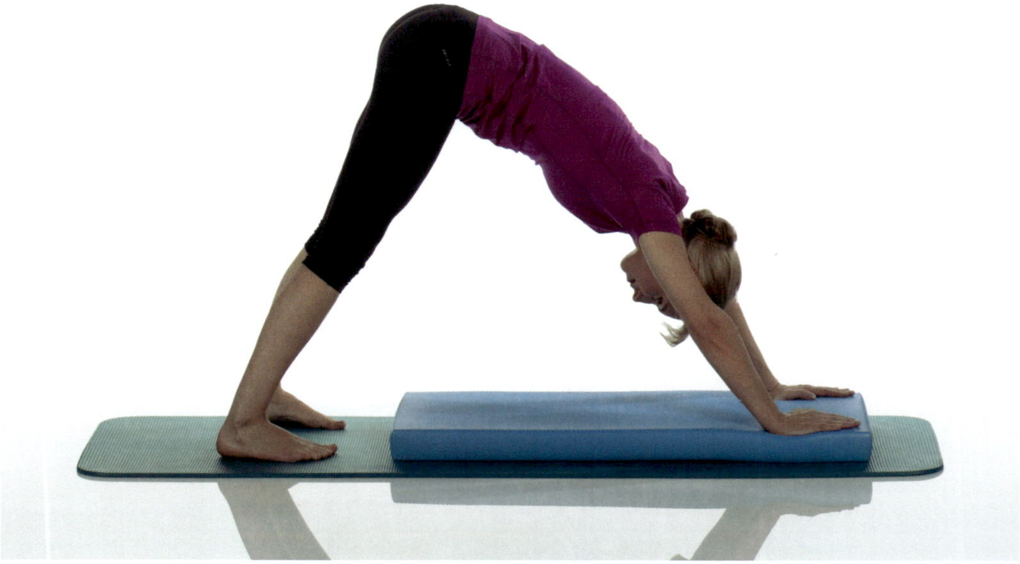

Beschreibung
Im Vierfüßlerstand langsam die Beine und Arme strecken

Wirkungen
Rückenstreckung, Wadendehnung

Dauer
15–30 sec

Übung 10 » Seitlage

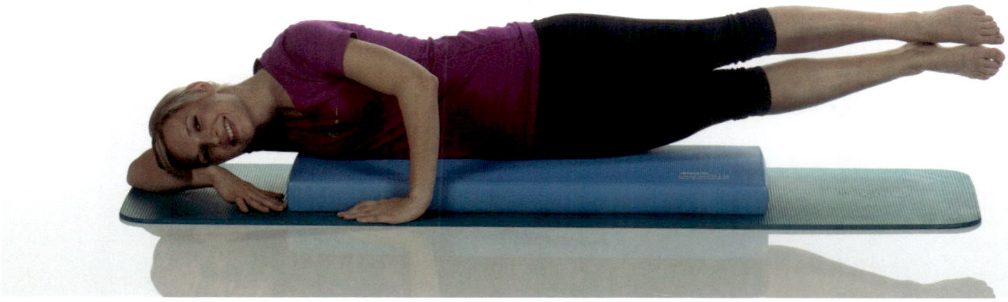

Beschreibung
Seitlage, die Beine gestreckt aneinanderliegend anheben, der vordere Arm stützt vor dem Brustbein, die Beine langsam heben und senken

Wirkungen
Stabilisiert die seitliche Rumpfmuskulatur

Variationen
Seitenwechsel

Dauer
15–30 sec

Übung 11 » Seitlage

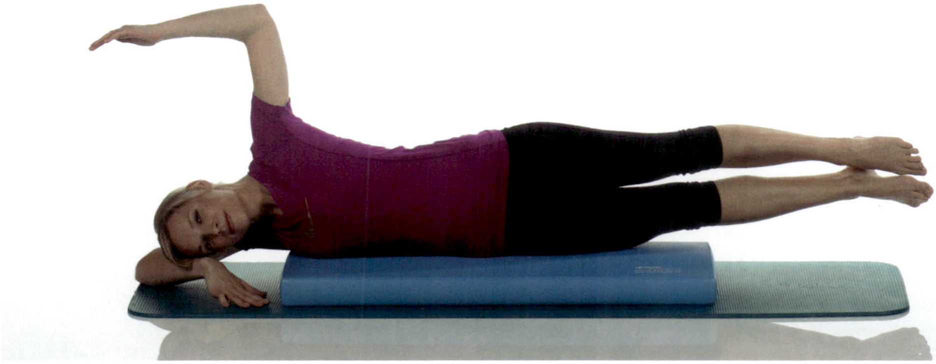

Beschreibung
Seitlage, die Beine gestreckt aneinanderliegend anheben, den vorderen Arm bis zur Körperlängsachse anheben, die Beine langsam heben und senken

Wirkungen
Stabilisiert die seitliche Rumpfmuskulatur

Variationen
Seitenwechsel

Dauer
15–30 sec

Übung 12 » Seitlage

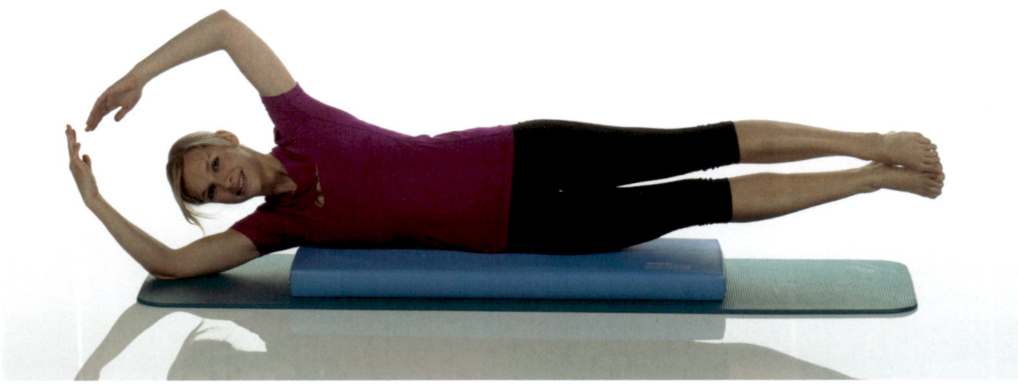

Beschreibung
Seitlage, die Beine gestreckt aneinanderliegend anheben, beide Arme anheben, die Beine langsam heben und senken

Wirkungen
Stabilisiert die seitliche Rumpfmuskulatur

Variationen
Seitenwechsel

Dauer
15–30 sec

Übung 13 » Seitlicher Unteramstütz

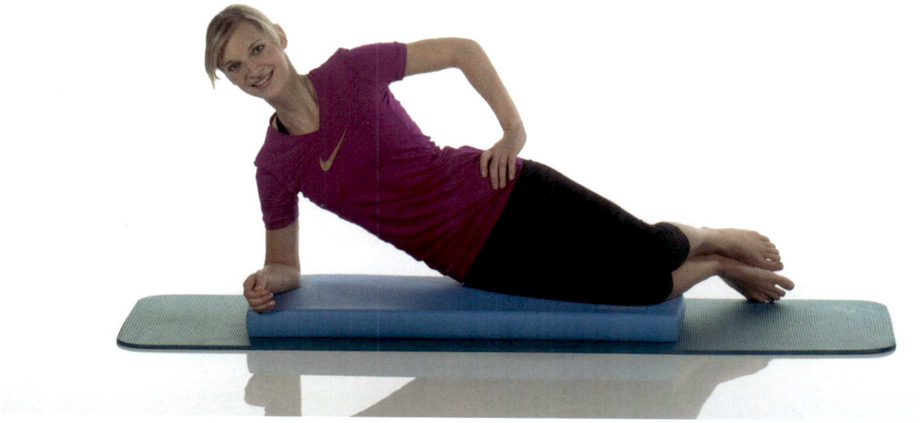

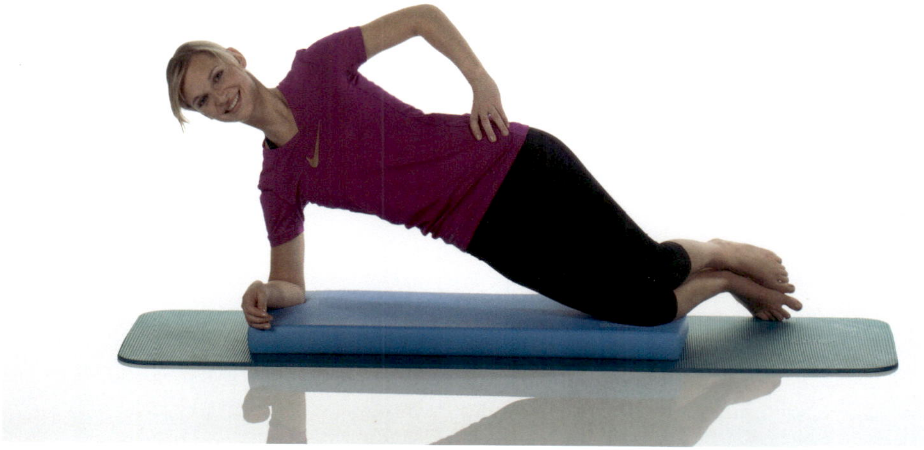

Beschreibung
Unterarm und Unterschenkel seitlich auf dem Balance-pad ablegen, das Becken langsam heben und senken.

Wirkungen
Stabilisiert die seitliche Rumpfmuskulatur

Variationen
Seitenwechsel

Dauer
15–30 sec

Übung 14 » Seitlicher Unteramstütz

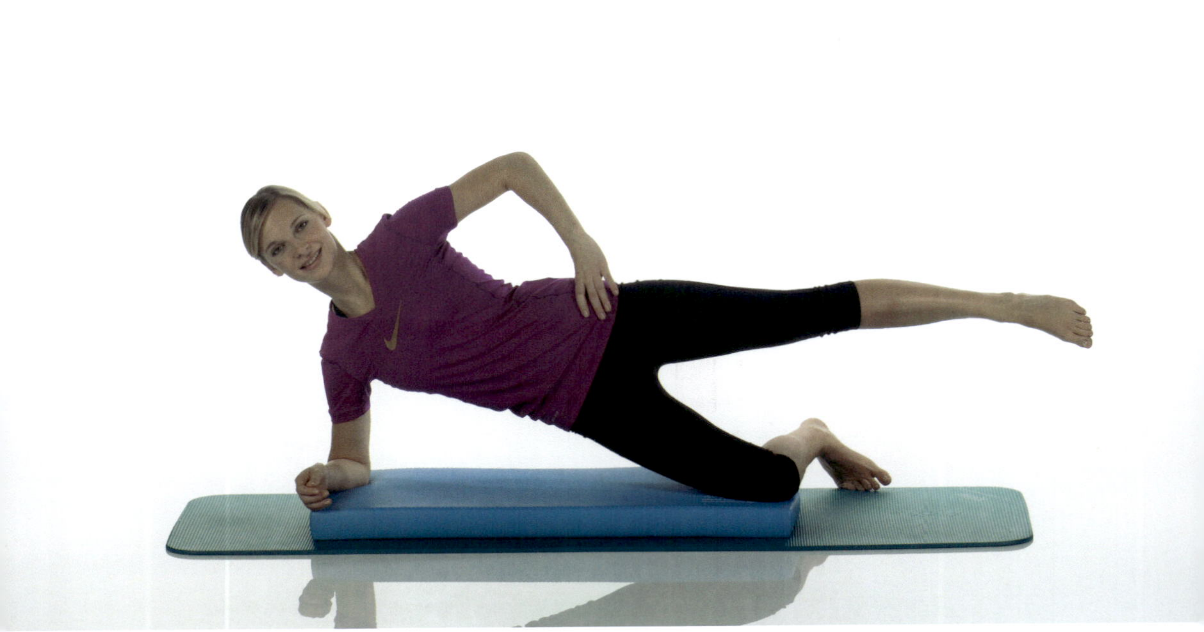

Beschreibung
Unterarm und Unterschenkel seitlich auf dem Balance-pad ablegen, das obere Bein anheben, das Becken stabilisieren

Wirkungen
Stabilisiert die seitliche Rumpfmuskulatur und die Schultern

Variationen
Seitenwechsel, das Becken heben und senken

Dauer
15–30 sec

Übung 15 » Seitlicher Unteramstütz

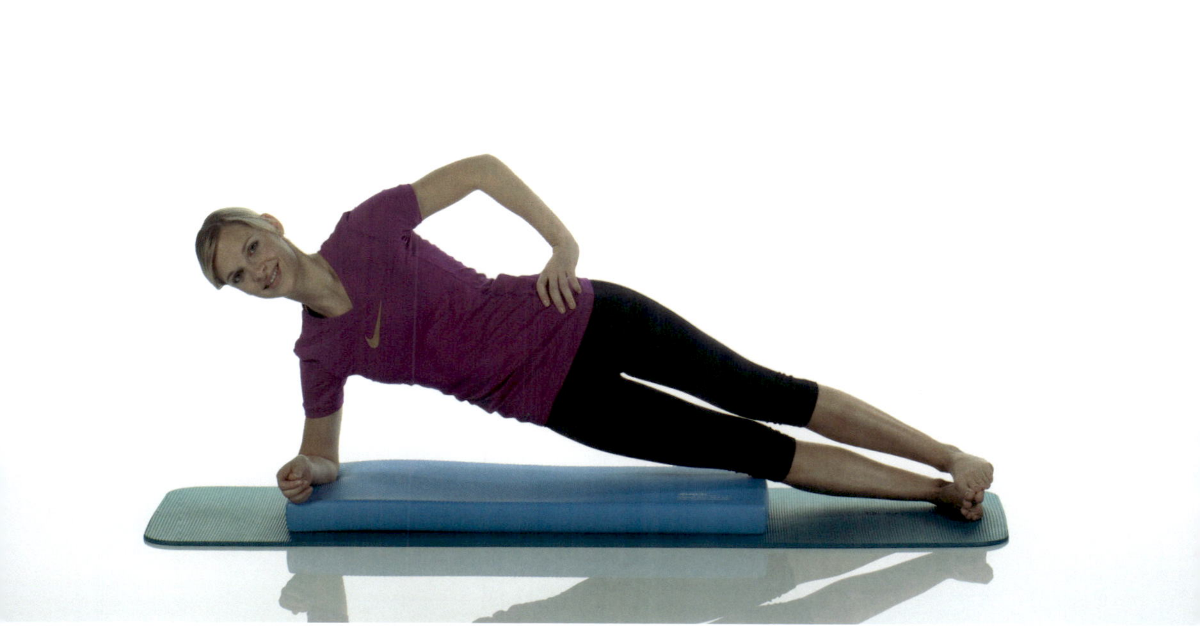

Beschreibung
Den Unterarm seitlich auf dem Balance-pad ablegen, die Füße außerhalb des Balance-pads aufstellen, die Beine strecken, dabei das Becken langsam heben und senken

Wirkungen
Stabilisiert die seitliche Rumpfmuskulatur, die Hüften und die Schultern

Variationen
Seitenwechsel

Dauer
15–30 sec

Übung 16 » Seitlicher Unterarmstütz

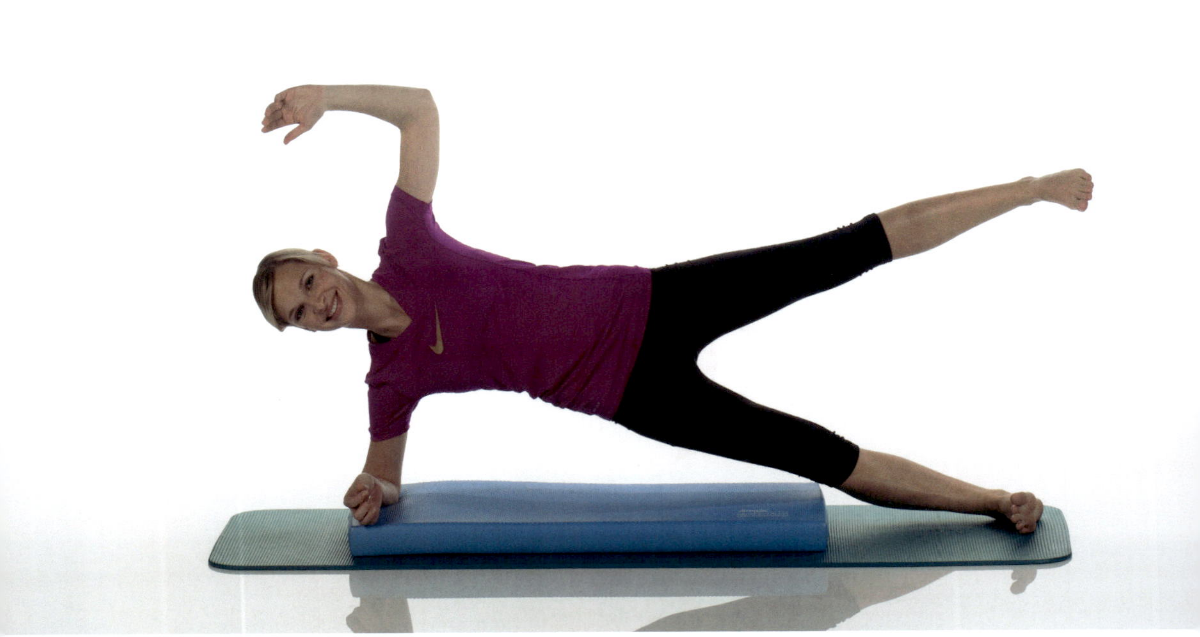

Beschreibung
Den Unterarm seitlich auf dem Balance-pad ablegen, die Füße außerhalb des Balance-pads aufstellen, die Beine strecken, das obere Bein und den oberen Arm anheben

Wirkungen
Stabilisiert die seitliche Rumpfmuskulatur, die Hüften und die Schultern

Variationen
Seitenwechsel

Dauer
15–30 sec

Übung 17 » Seitlicher Unterarmstütz

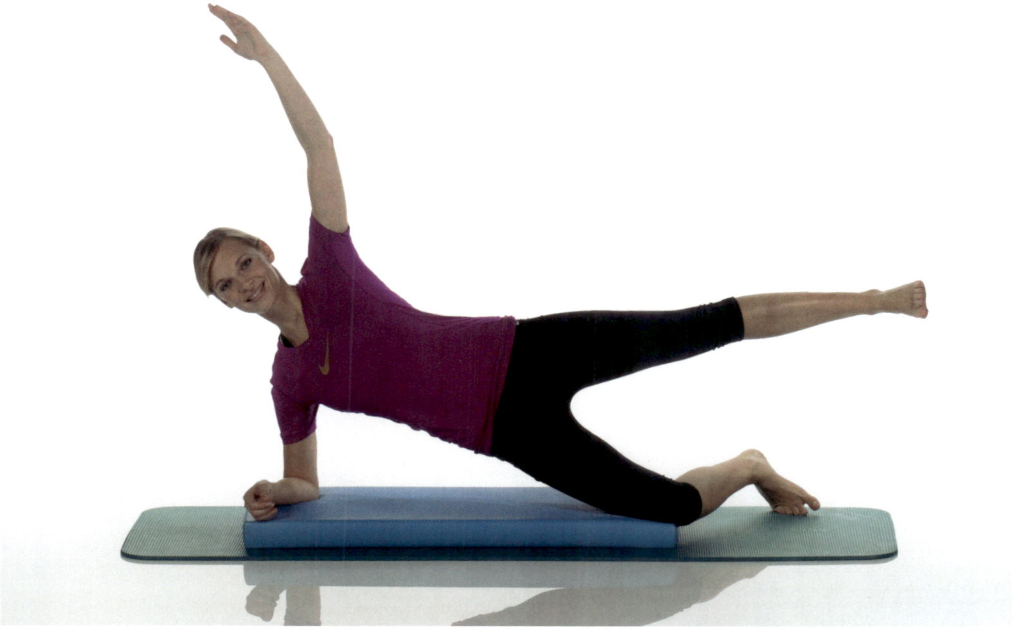

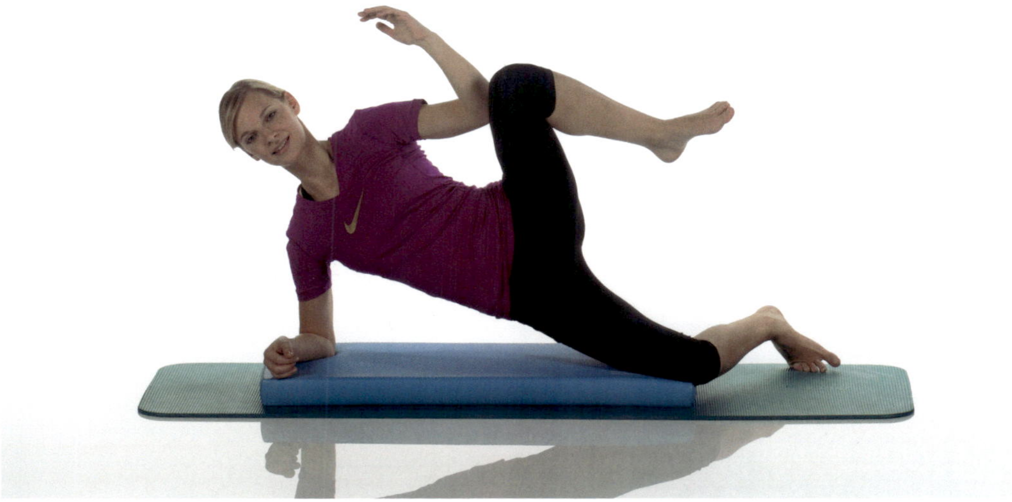

Beschreibung
Unterarm und Knie seitlich auf dem Balancepad ablegen, das Becken anheben, das obere Bein und den oberen Arm gestreckt anheben, Ellenbogen und Knie im Wechsel vor dem Körper zusammenführen

Wirkungen
Stabilisiert die seitliche Rumpfmuskulatur, die Hüften und die Schultern

Variationen
Seitenwechsel

Dauer
15–30 sec

Übung 18 » Seitlicher Unterarmstütz

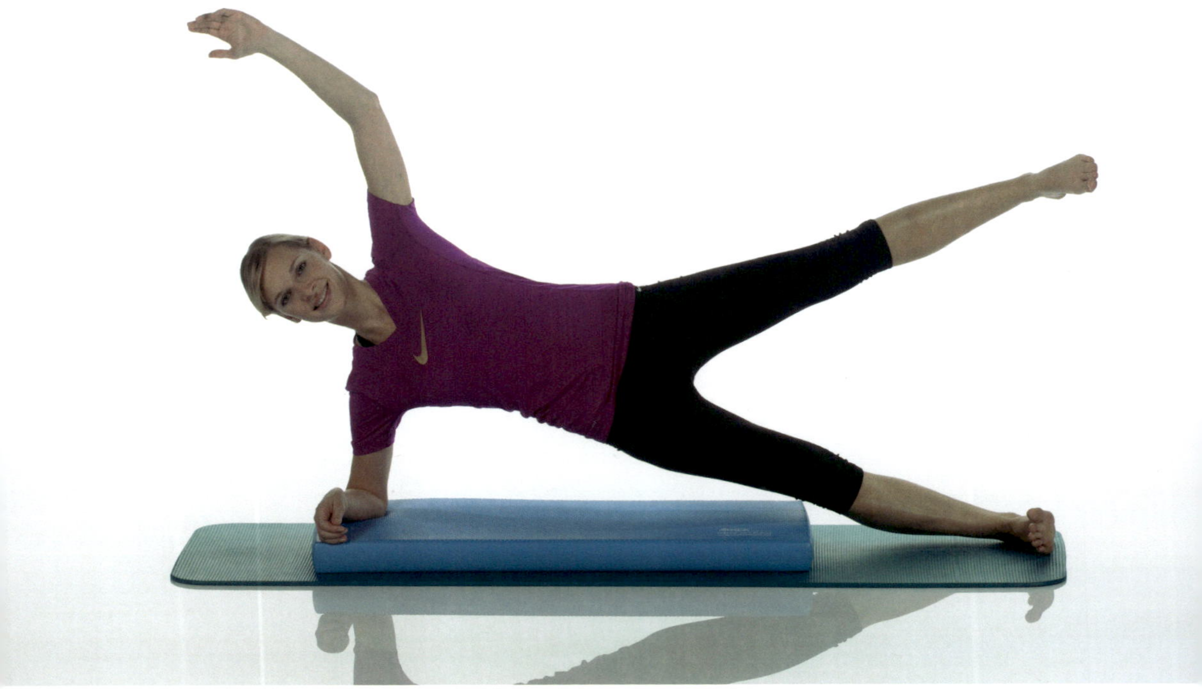

Beschreibung

Den Unterarm seitlich auf dem Balance-pad ablegen, den Fuß seitlich auf dem Boden aufstellen, das Becken anheben.
Das obere Bein und den oberen Arm gestreckt anheben, Ellenbogen und Knie im Wechsel vor dem Körper zusammenführen

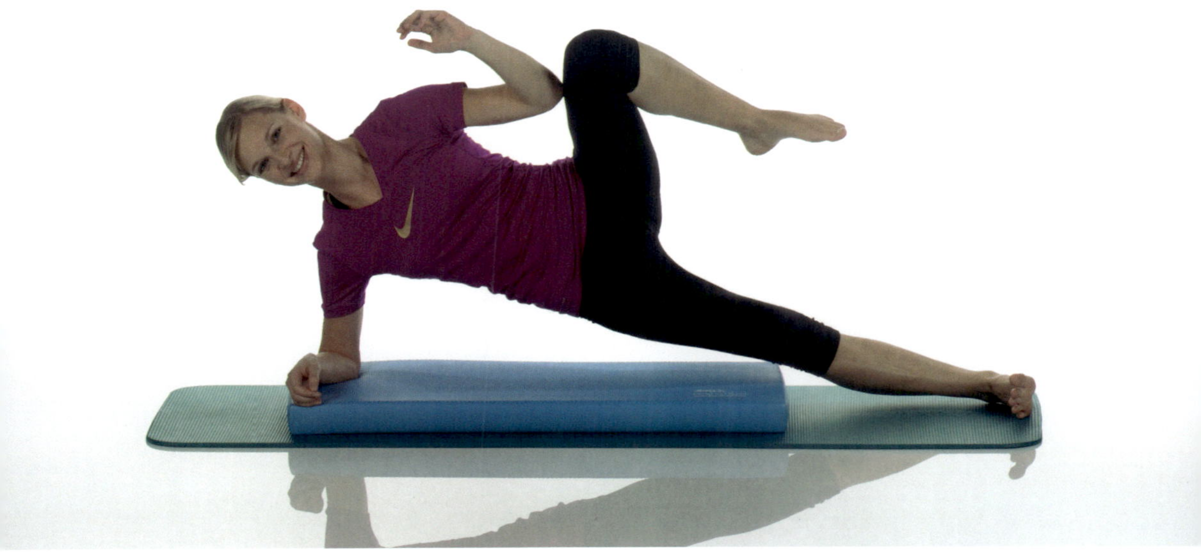

Wirkungen
Stabilisiert die seitliche Rumpfmuskulatur, die Hüften und die Schultern

Variationen
Seitenwechsel

Dauer
15–30 sec

Übung 19 » Unterarmstütz

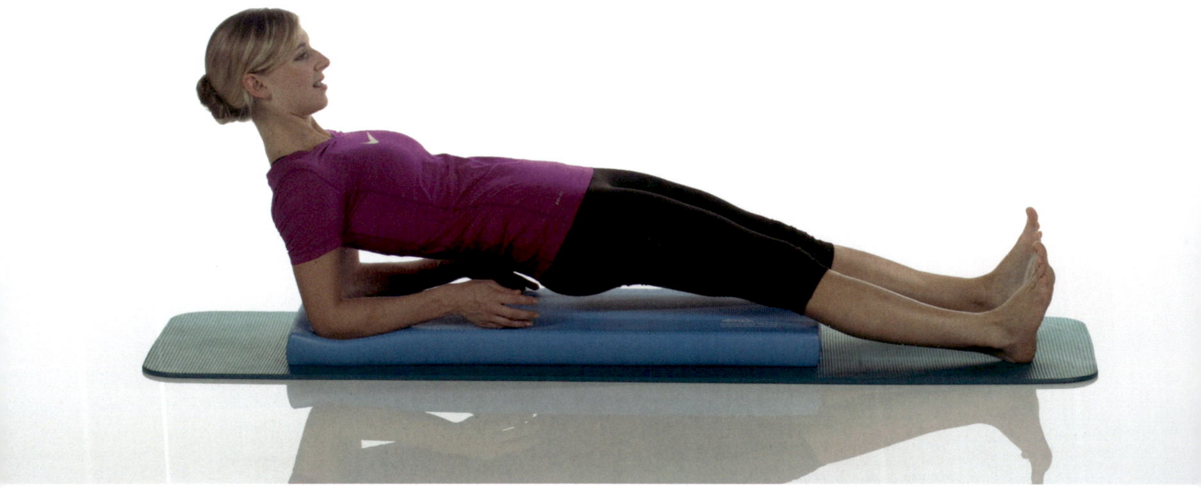

Beschreibung
Unterarmstütz rücklings auf dem Balance-pad, die Füße außerhalb des Balance-pads aufstellen, das Becken anheben und strecken

Wirkungen
Stabilisiert die Hüften und Schultern sowie die Rückenmuskulatur

Variationen
Einen Fuß anheben

Dauer
15–30 sec

Übung 20 » Liegestützposition

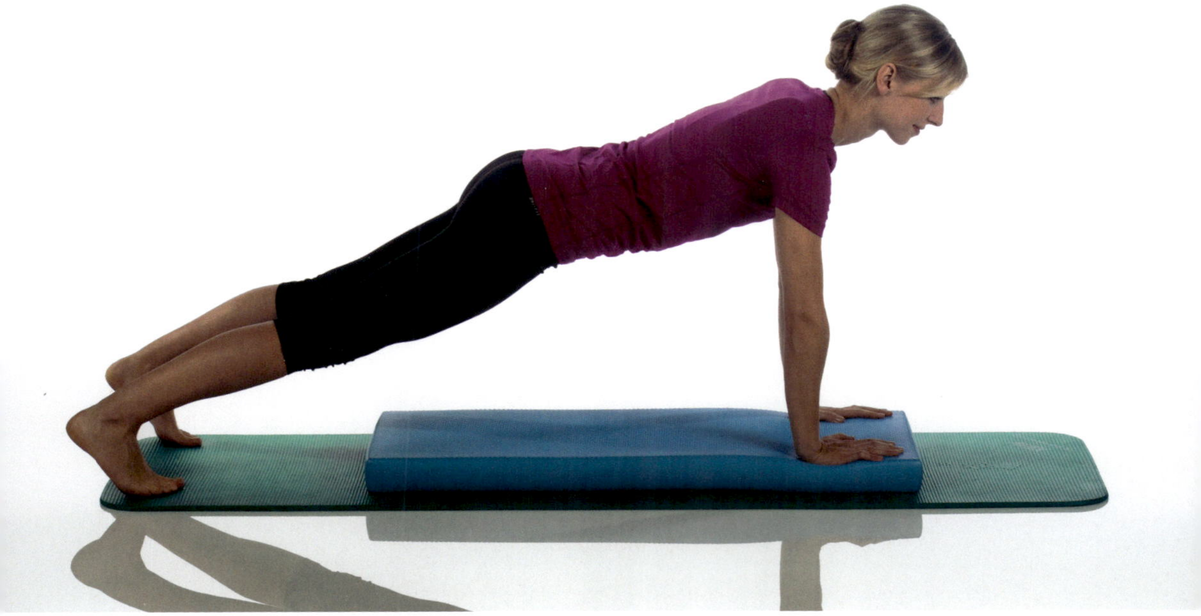

Beschreibung
Liegestützposition auf dem Balance-pad, die Füße außerhalb des Balance-pads aufstellen, den Körper gestreckt stabilisieren

Wirkungen
Stabilisiert die Stützmuskulatur und den Rumpf

Variationen
Einen Fuß anheben

Dauer
15–30 sec

Übung 21 » Liegestütz, Superman

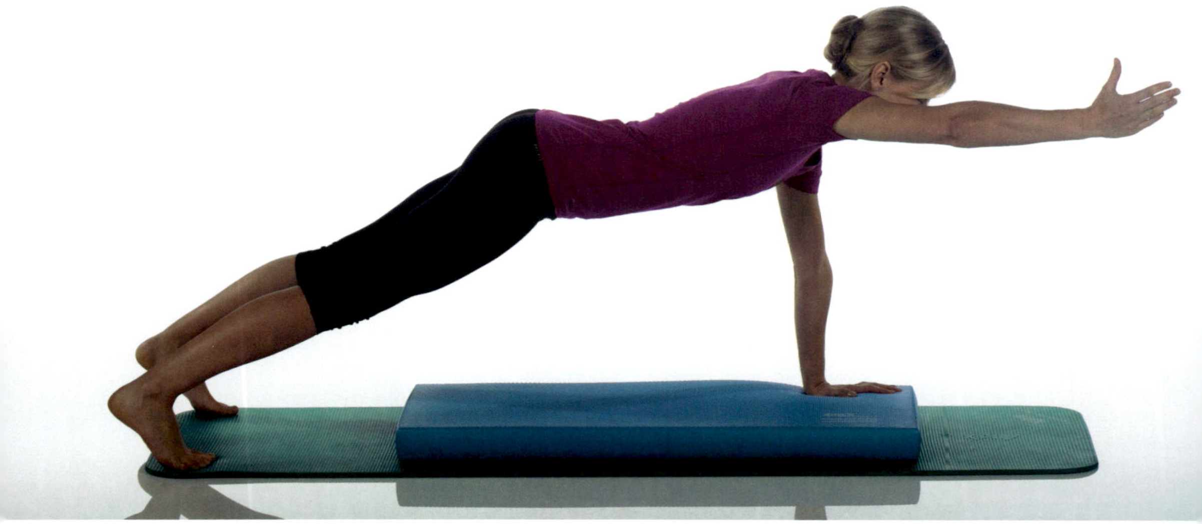

Beschreibung
Liegestützposition auf dem Balance-pad, einen Arm gestreckt anheben, die Füße außerhalb des Balance-pads aufstellen, den Körper gestreckt stabilisieren

Wirkungen
Stabilisiert die Stützmuskulatur und den Rumpf

Variationen
Einen Fuß anheben

Dauer
15–30 sec.

Übung 22 » Liegestütz, Superman

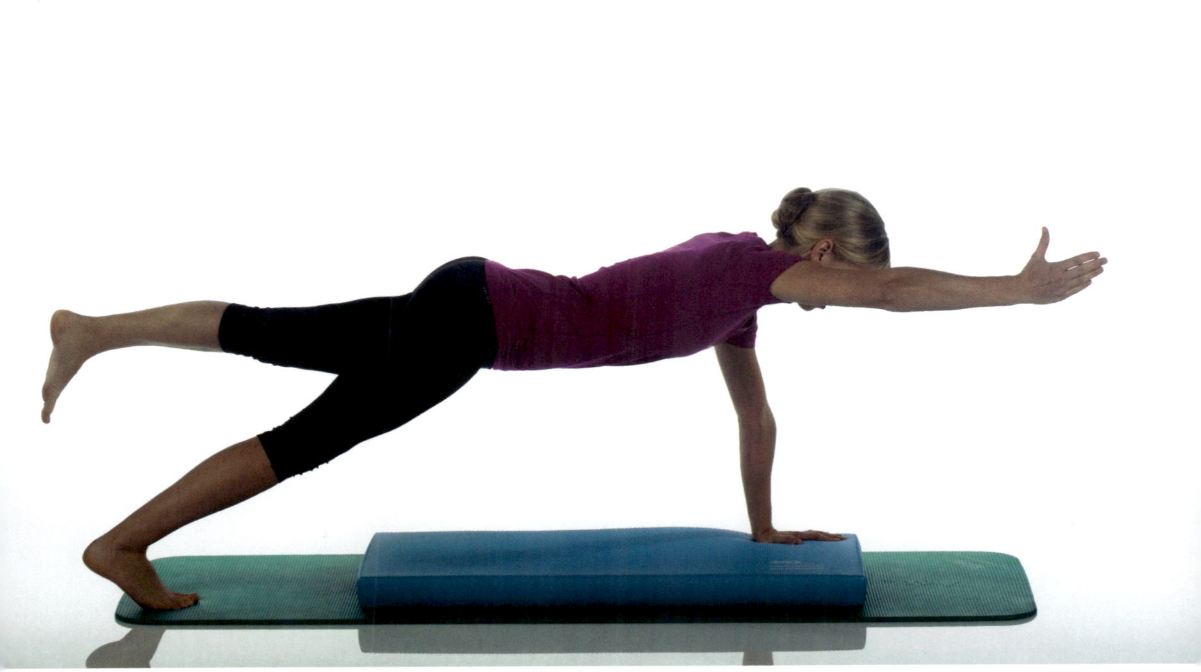

Beschreibung
Liegestützposition auf dem Balance-pad, einen Arm und ein Bein gestreckt anheben, den Körper gestreckt stabilisieren

Wirkungen
Stabilisiert die Stützmuskulatur und den Rumpf

Variationen
Einen Fuß anheben

Dauer
15–30 sec.

Functional – *das intelligente Training*

Das Functional-Training auf und mit dem Balance-pad ist eine besondere Herausforderung. Die Ganzkörperübungen, die immer die Komponenten Gleichgewicht und Stabilität beinhalten, sind auf dem Balance-pad noch anspruchsvoller und betonen die Wirkungen des Functional-Trainings. Allerdings darf kein Muskel isoliert betrachtet werden. Das Zusammenspiel in einer funktionierenden Muskelkette ist das entscheidende Kriterium.

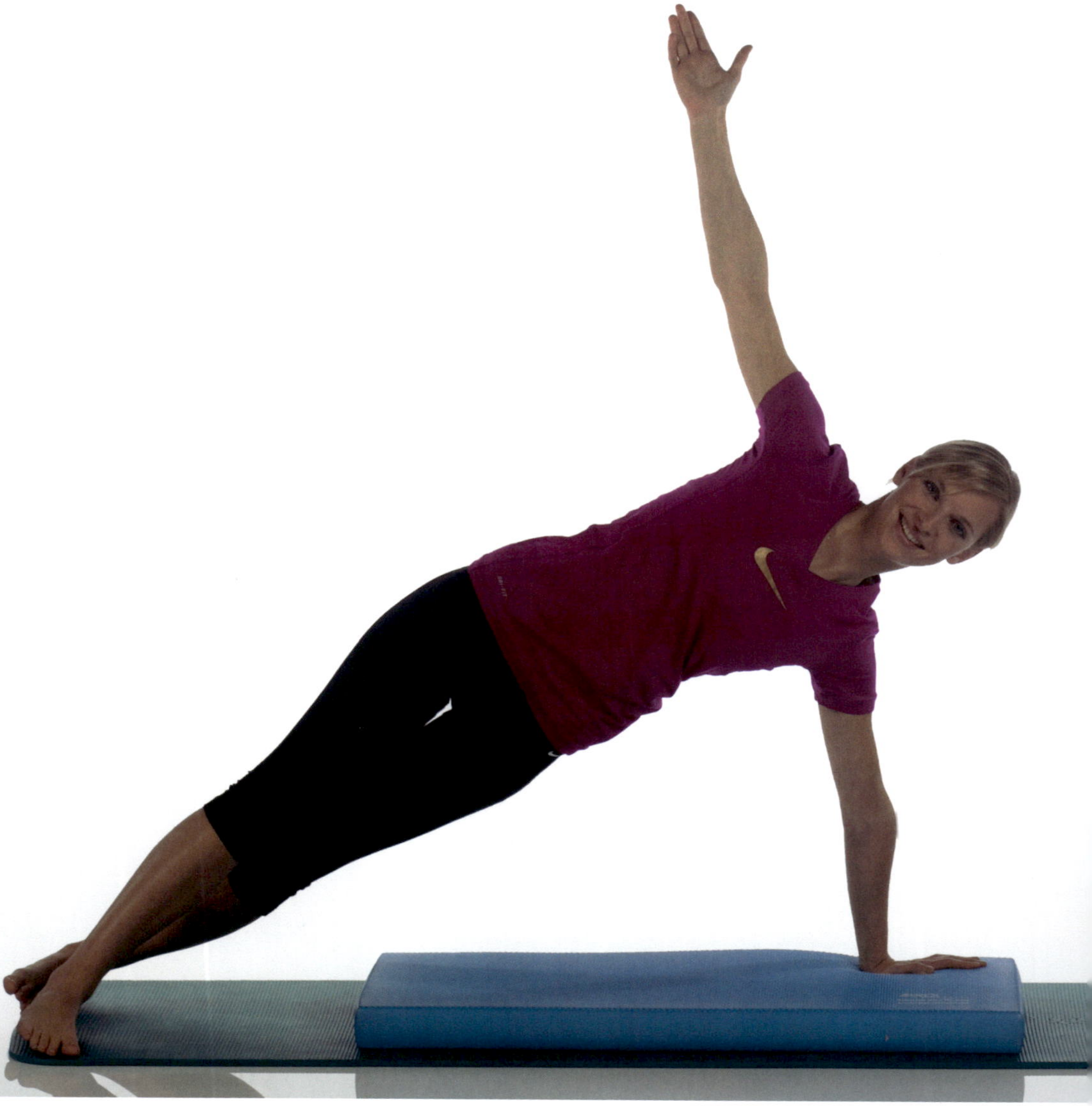

Übung 1 » Einbeinstand, Körperlinie

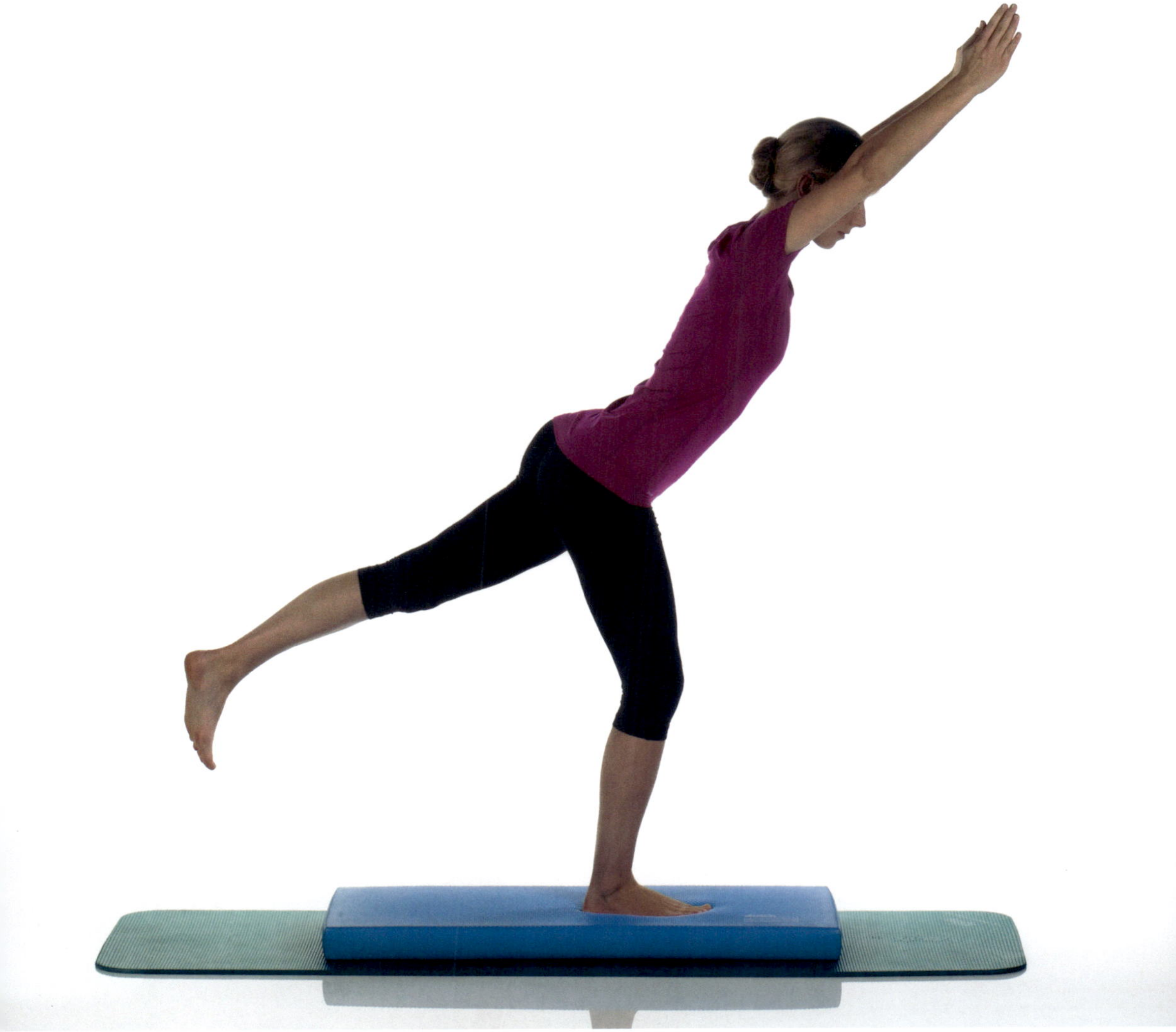

Beschreibung
Einbeinstand, die Arme und ein Bein anheben, den Körper in einer Linie schräg stabilisieren

Wirkungen
Balanciert die Körpermitte aus

Variationen
Beinwechsel, die Augen schließen

Dauer
15–30 sec

Übung 2 » Einbeinstand, Standwaage

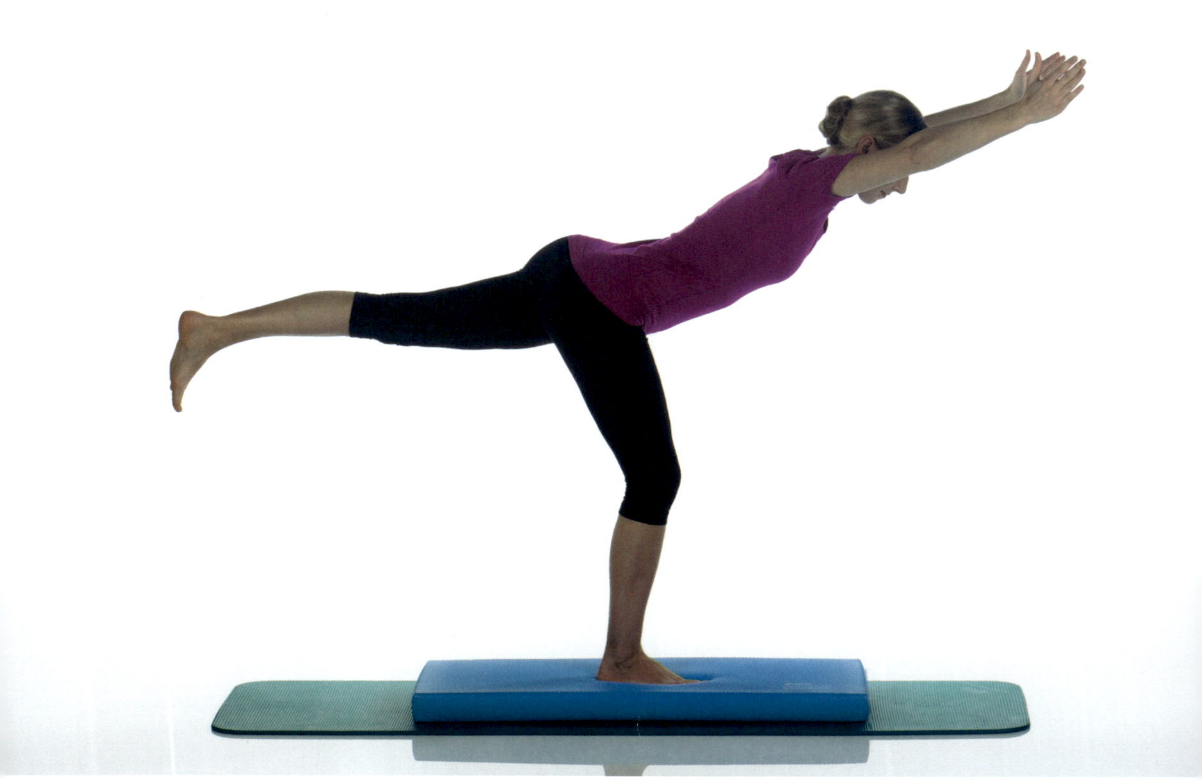

Beschreibung
Einbeinstand, die Arme und ein Bein anheben, den Körper in einer waagrechten Linie stabilisieren

Wirkungen
Balanciert die Körpermitte aus

Variationen
Beinwechsel, die Augen schließen

Dauer
15–30 sec

Übung 3 » Einbeinstand, Standwaage überstreckt

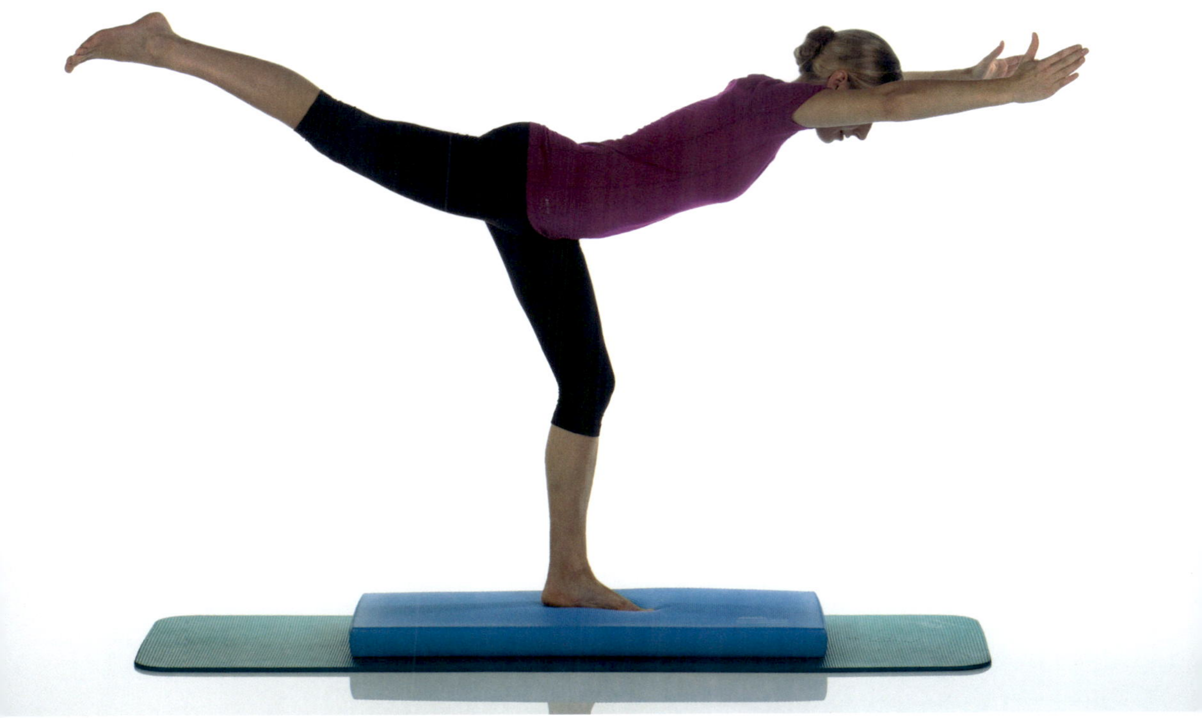

Beschreibung
Einbeinstand, die Arme und ein Bein anheben, den Körper in einer leicht überstreckten Linie stabilisieren

Wirkungen
Balanciert die Körpermitte aus

Variationen
Beinwechsel, die Augen schließen

Dauer
15–30 sec

Übung 4 » Kniebeuge

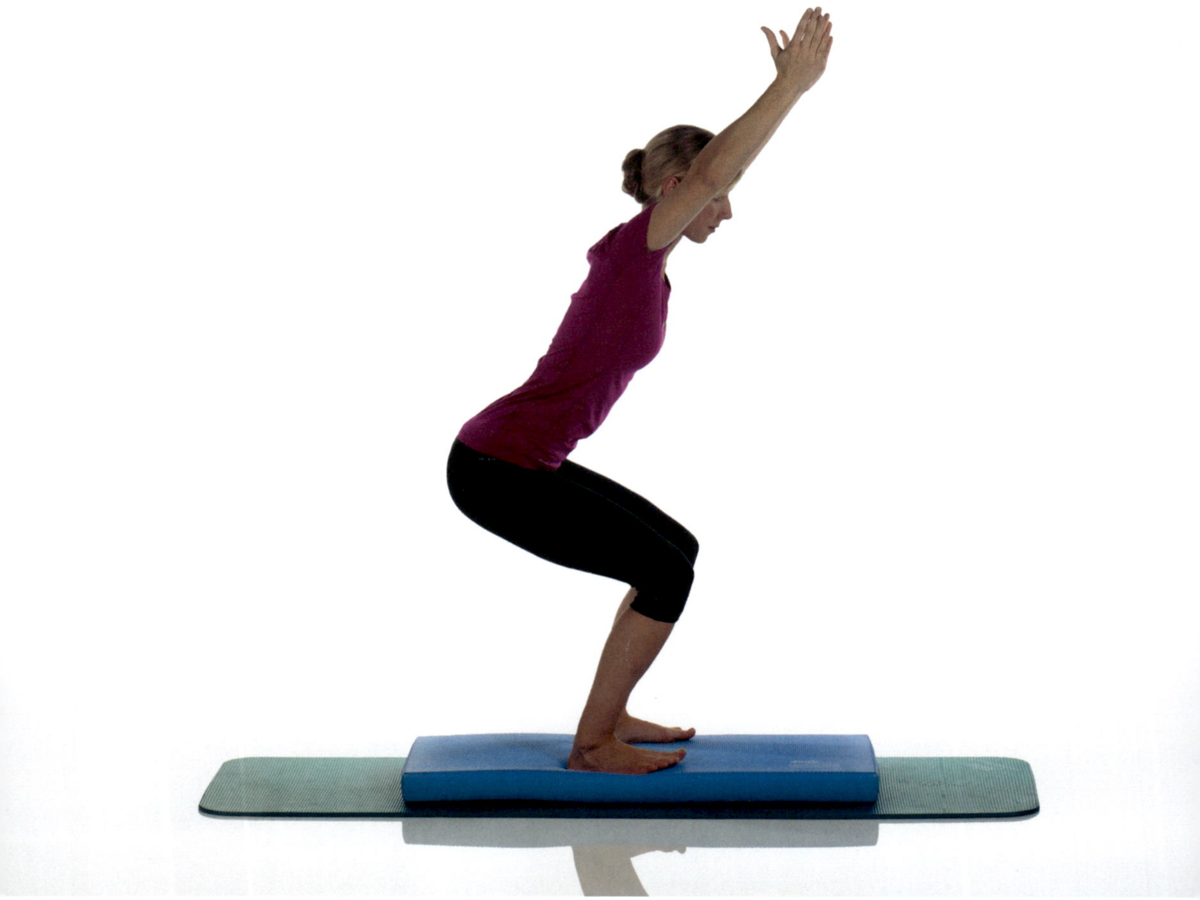

Beschreibung
Beidbeinige, halbe Kniebeuge, die Arme sind in Verlängerung des Rumpfes gestreckt

Wirkungen
Balanciert die Körpermitte aus

Dauer
15–30 sec

Übung 5 » Kniebeuge

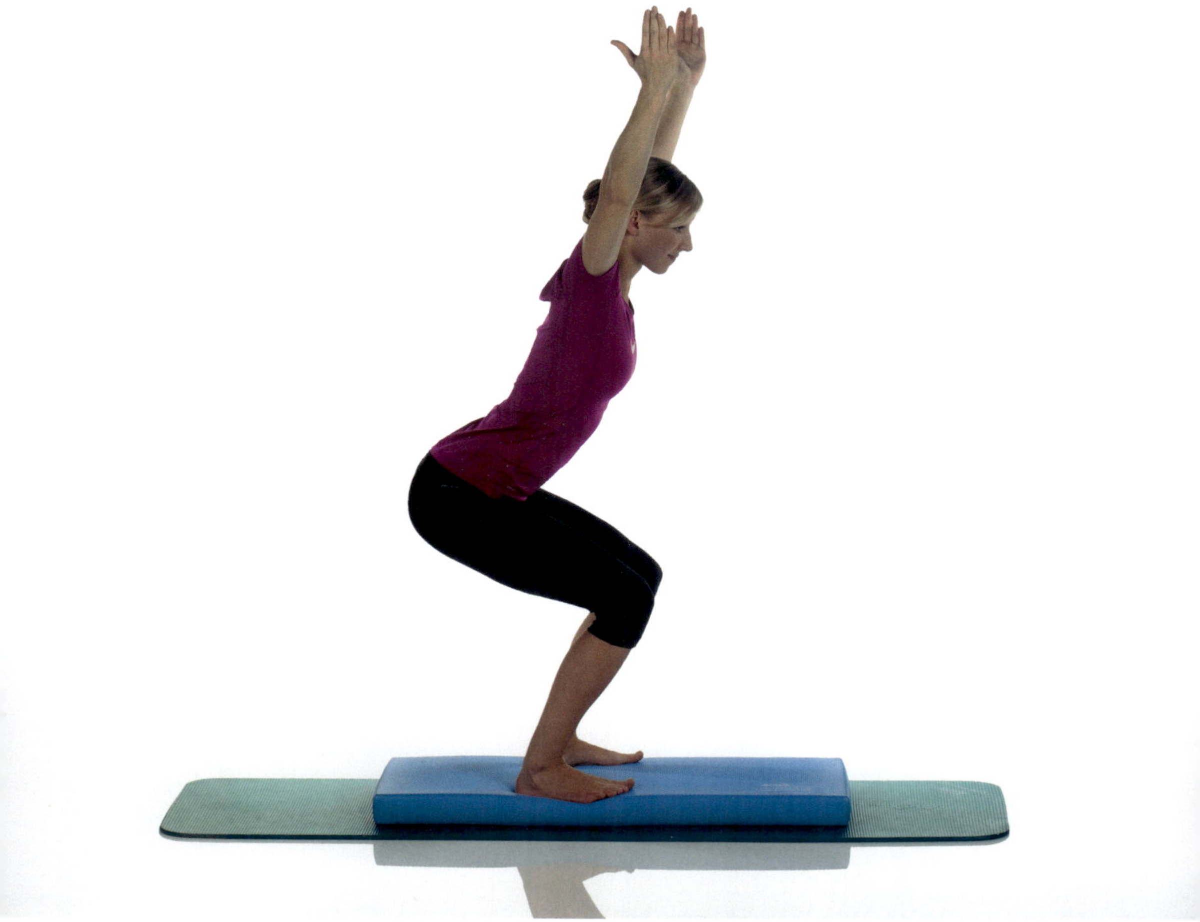

Beschreibung
Beidbeinige, halbe Kniebeuge, die Arme sind gestreckt, die Handgelenke sind über den Sprunggelenken

Wirkungen
Balanciert die Körpermitte aus

Dauer
15–30 sec

Übung 6 » Inline Lunge

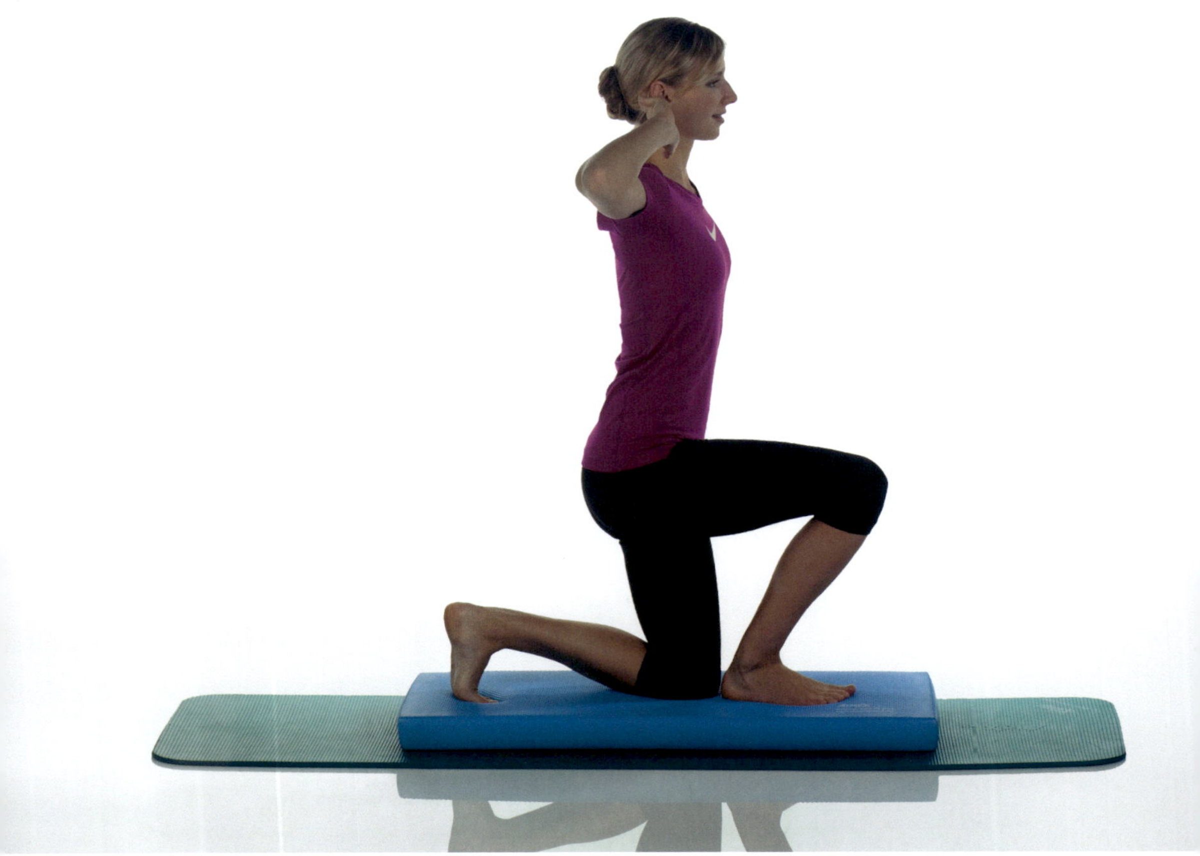

Beschreibung
Inline Lunge Position, die Ferse schließt an das Knie in einer Linie an, die Hände sind im Nacken, der Rumpf ist aufrecht

Wirkungen
Stabilisiert die Hüftachse

Variationen
Beinwechsel, die Augen schließen

Dauer
15–30 sec

Übung 7 » Inline Lunge mit Rotation

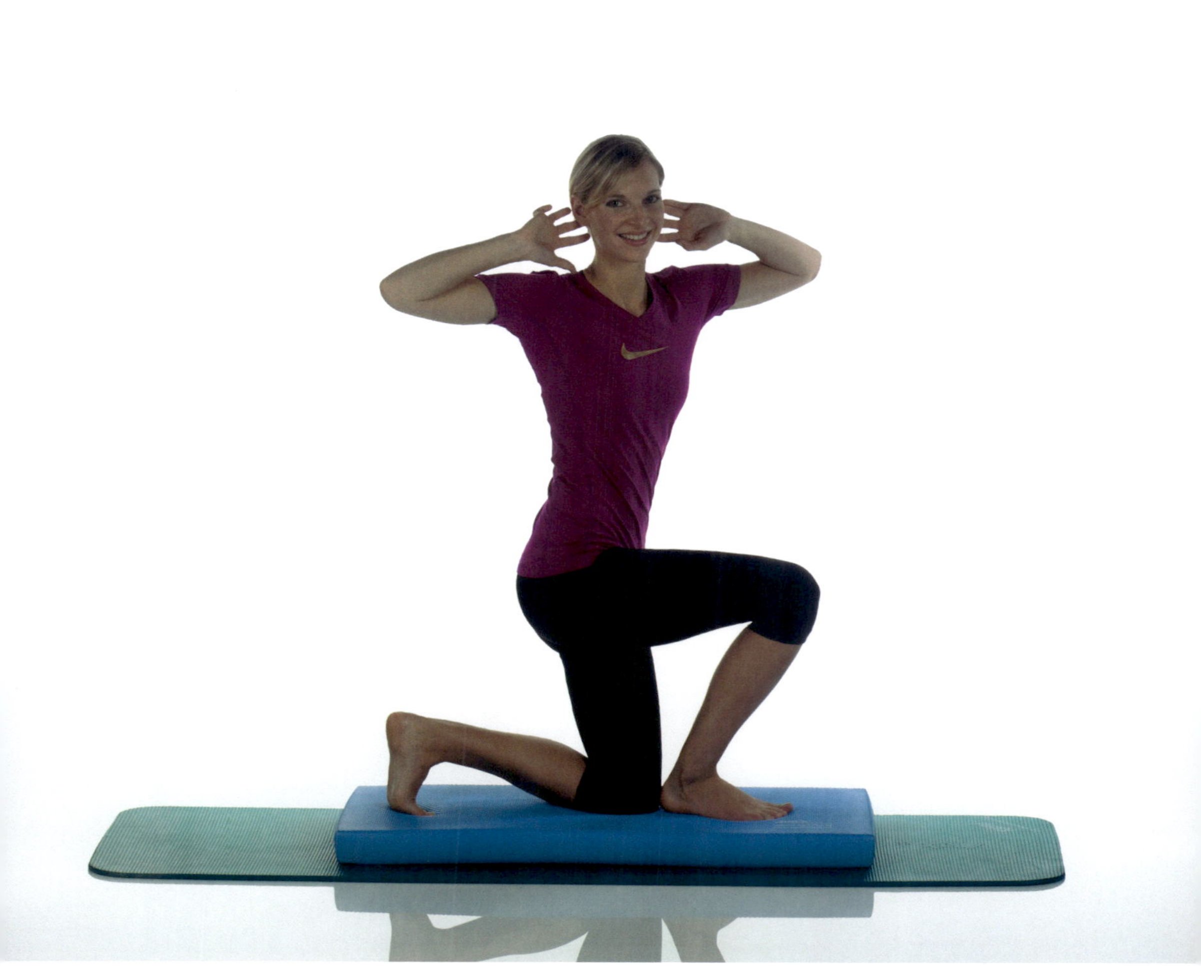

Beschreibung
Inline Lunge Position, die Ferse schließt an das Knie in einer Linie an, die Hände sind im Nacken, der Rumpf rotiert 90 Grad zur vorderen Beinseite

Wirkungen
Stabilisiert die Hüftachse

Variationen
Beinwechsel, die Augen schließen

Dauer
15–30 sec

Übung 8 » Ausfallschritt vorne

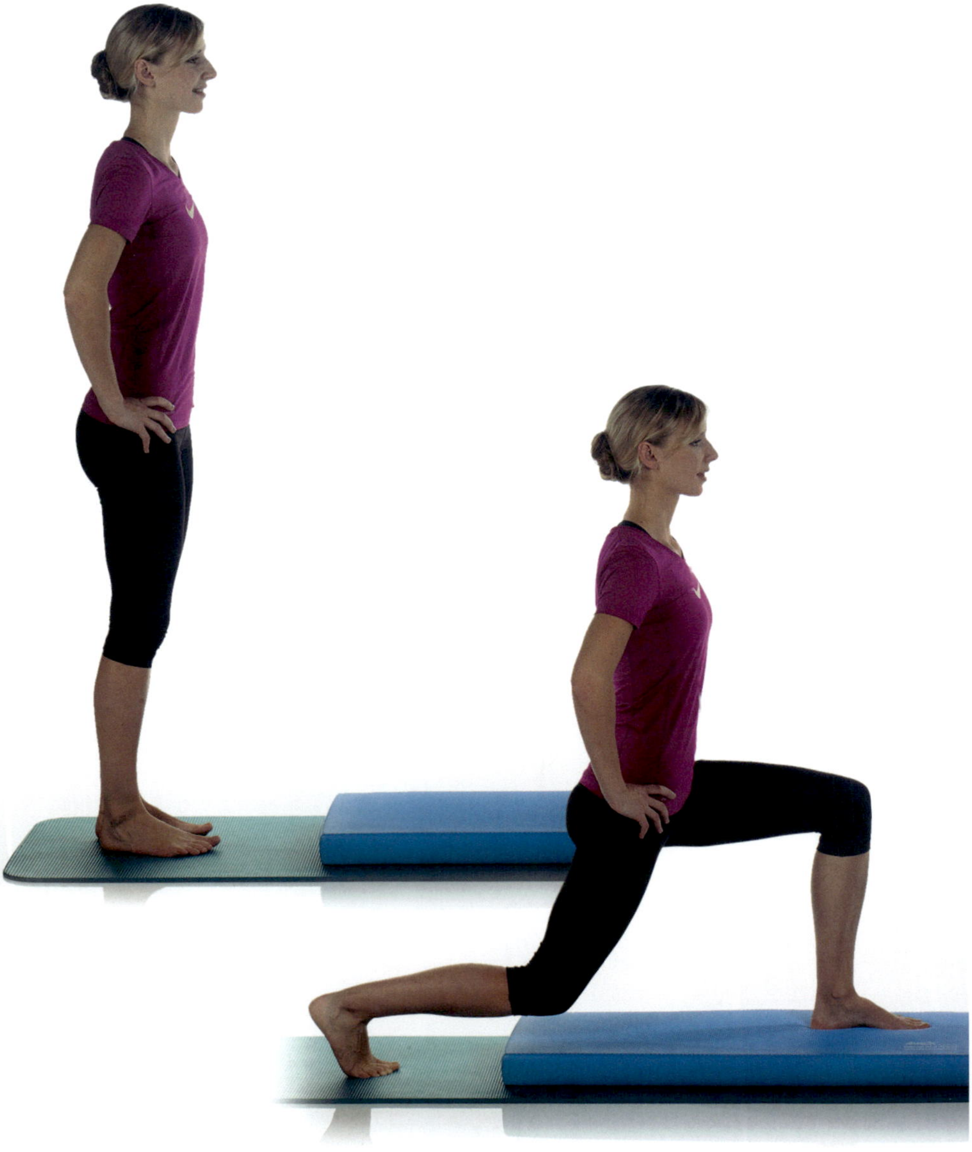

Beschreibung
Aus der aufrechten Position vor dem Balance-pad einen Ausfallschritt nach vorne machen, stabilisieren und wieder in Ausgangsposition kommen, der Rumpf ist aufrecht

Wirkungen
Stabilisiert die Hüftachse

Variationen
Beinwechsel

Dauer
15–30 sec

Übung 9 » Ausfallschritt vorne

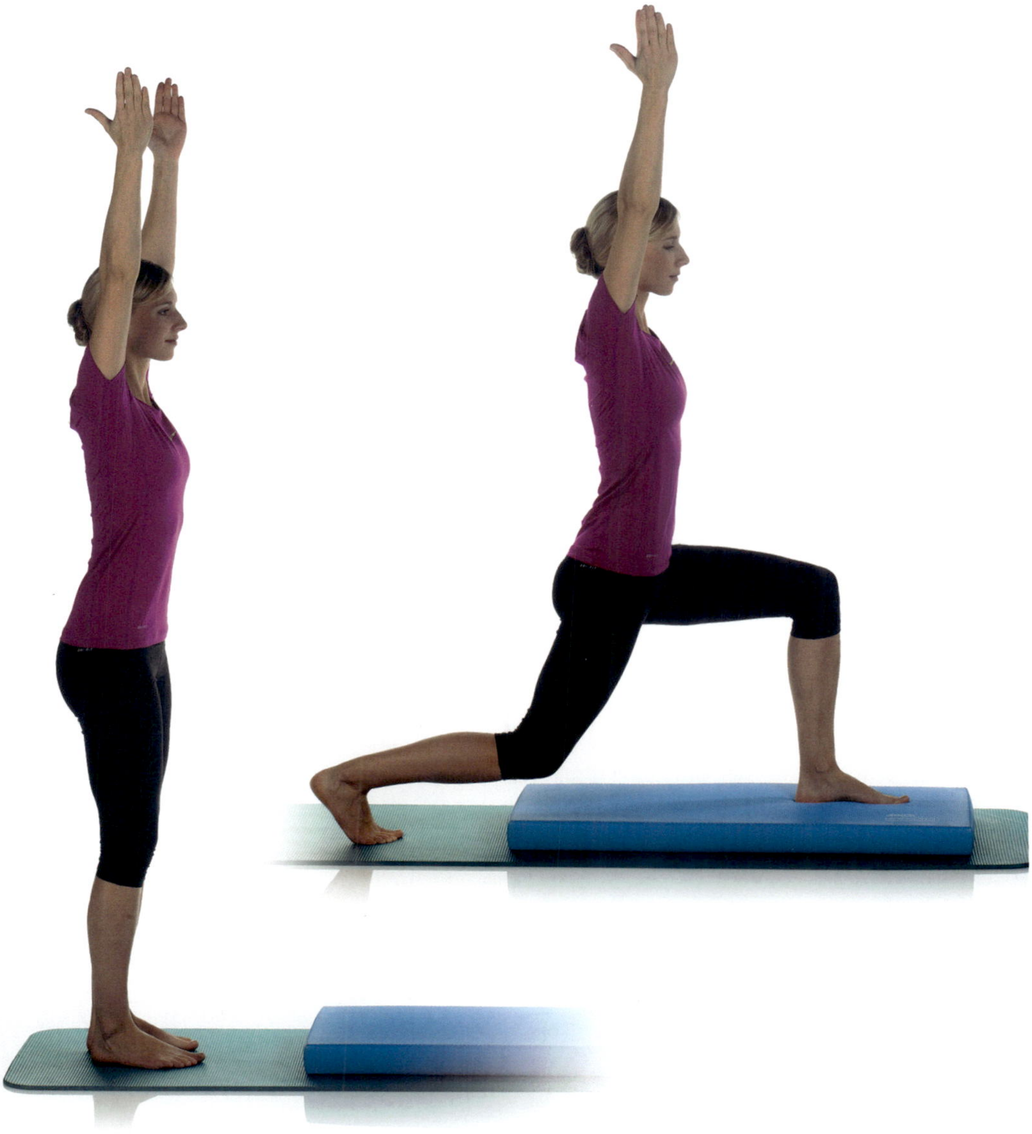

Beschreibung
Aus der aufrechten Position vor dem Balancepad einen Ausfallschritt nach vorne machen, stabilisieren und wieder in Ausgangsposition kommen, der Rumpf ist aufrecht, die Arme gehen gesteckt nach oben

Wirkungen
Stabilisiert die Hüft- und Schulterachse

Variationen
Beinwechsel

Dauer
15–30 sec

Übung 10 » Ausfallschritt vorne mit Rotation

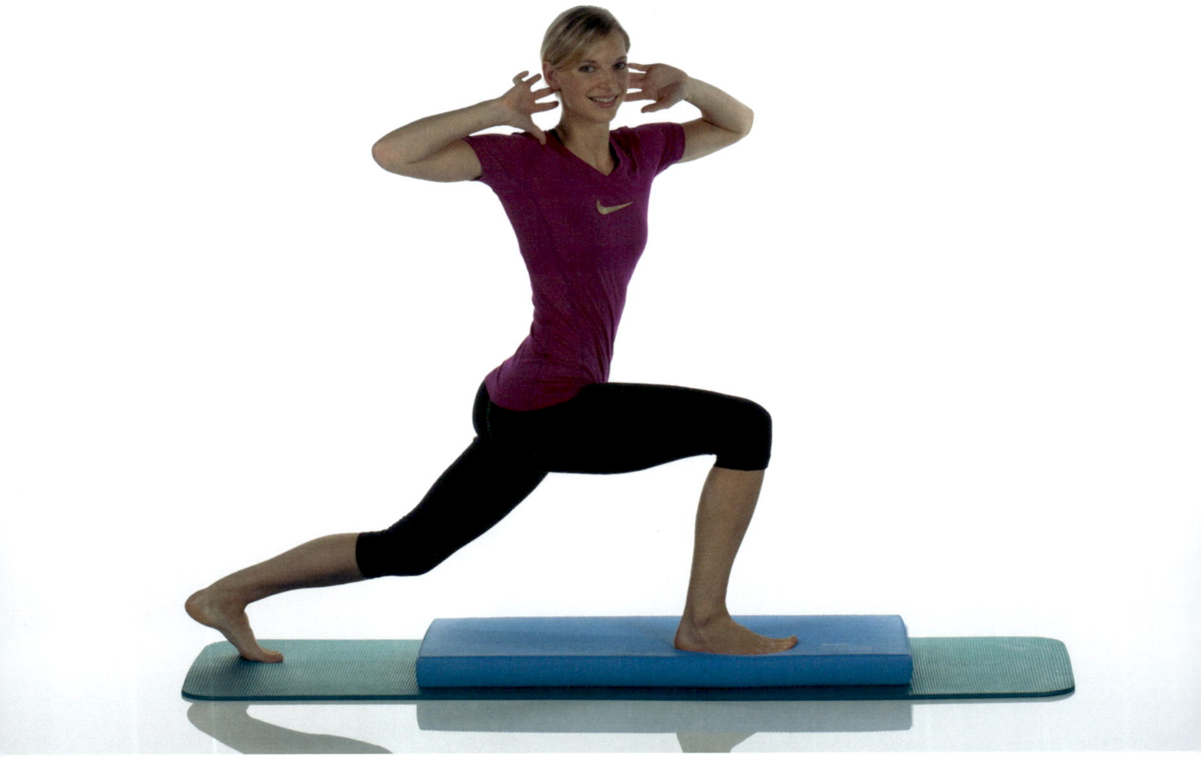

Beschreibung

Aus der aufrechten Position vor dem Balance-pad einen Ausfallschritt nach vorne machen, stabilisieren, der Rumpf ist aufrecht, die Hände sind im Nacken, Rotation zur vorderen Beinseite

Wirkungen

Stabilisiert die Hüfttachse

Variationen

Beinwechsel

Dauer

15–30 sec

Übung 11 » Ausfallschritt mit Dehnung

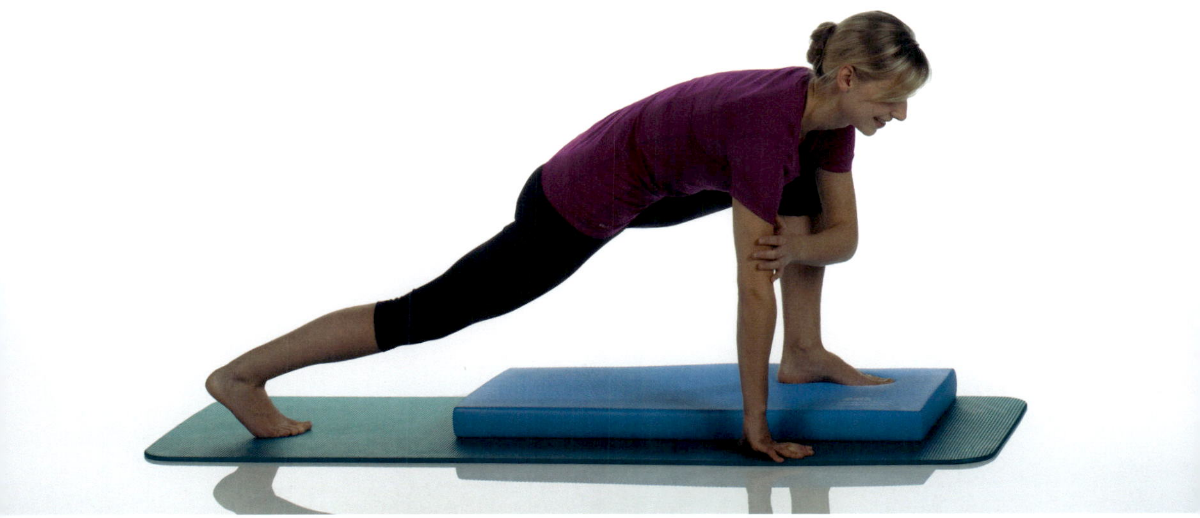

Beschreibung
Ausfallschritt auf dem Balance-pad, die Gegenhand stützt auf Höhe des Sprunggelenks, das hintere Bein und die Hüfte strecken, der Rumpf ist gerade

Wirkungen
Dehnung der Hüftbeuger und der Waden, Mobilisierung der Hüftgelenke

Variationen
Beinwechsel

Dauer
15–30 sec

Übung 12 » Beinstreckung

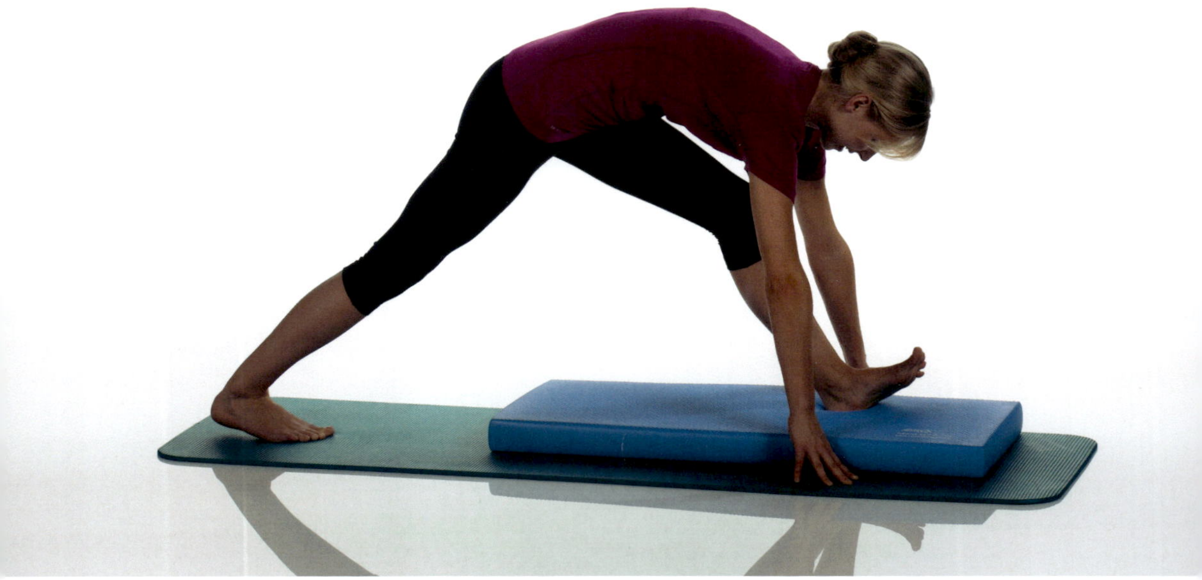

Beschreibung
Aus der Position 11 beide Hände neben den vorderen Fuß am Boden halten und beide Beine strecken, die Zehen des vorderen Fußes dabei anheben

Wirkungen
Dehnung der Oberschenkelrückseite

Variationen
Beinwechsel

Dauer
15–30 sec

Übung 13 » Standseitwaage

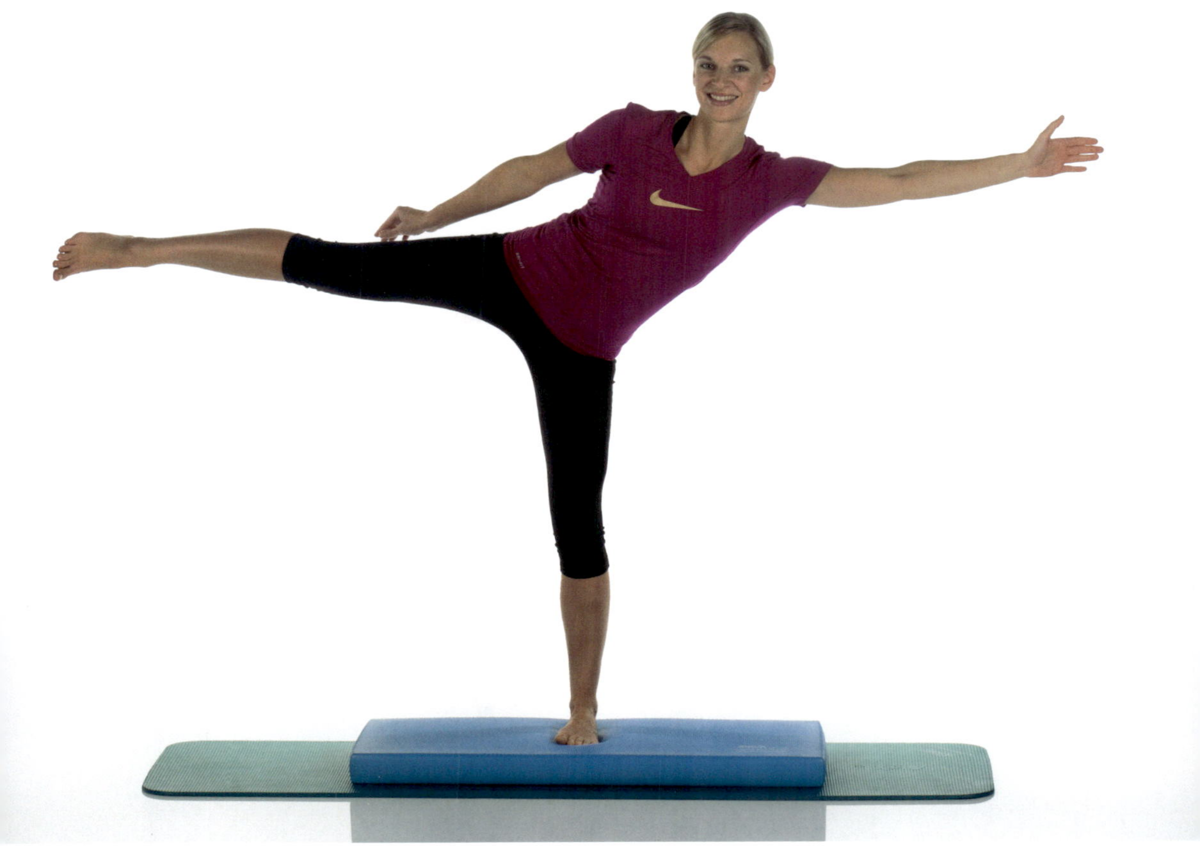

Beschreibung
Aus dem beidbeinigen Stand ein Bein seitlich gestreckt anheben und den Gegenarm strecken

Wirkungen
Stabilisiert die Körpermitte

Variationen
Arm- und Beinwechsel, die Augen schließen

Dauer
15–30 sec

Übung 14 » Laufimitation

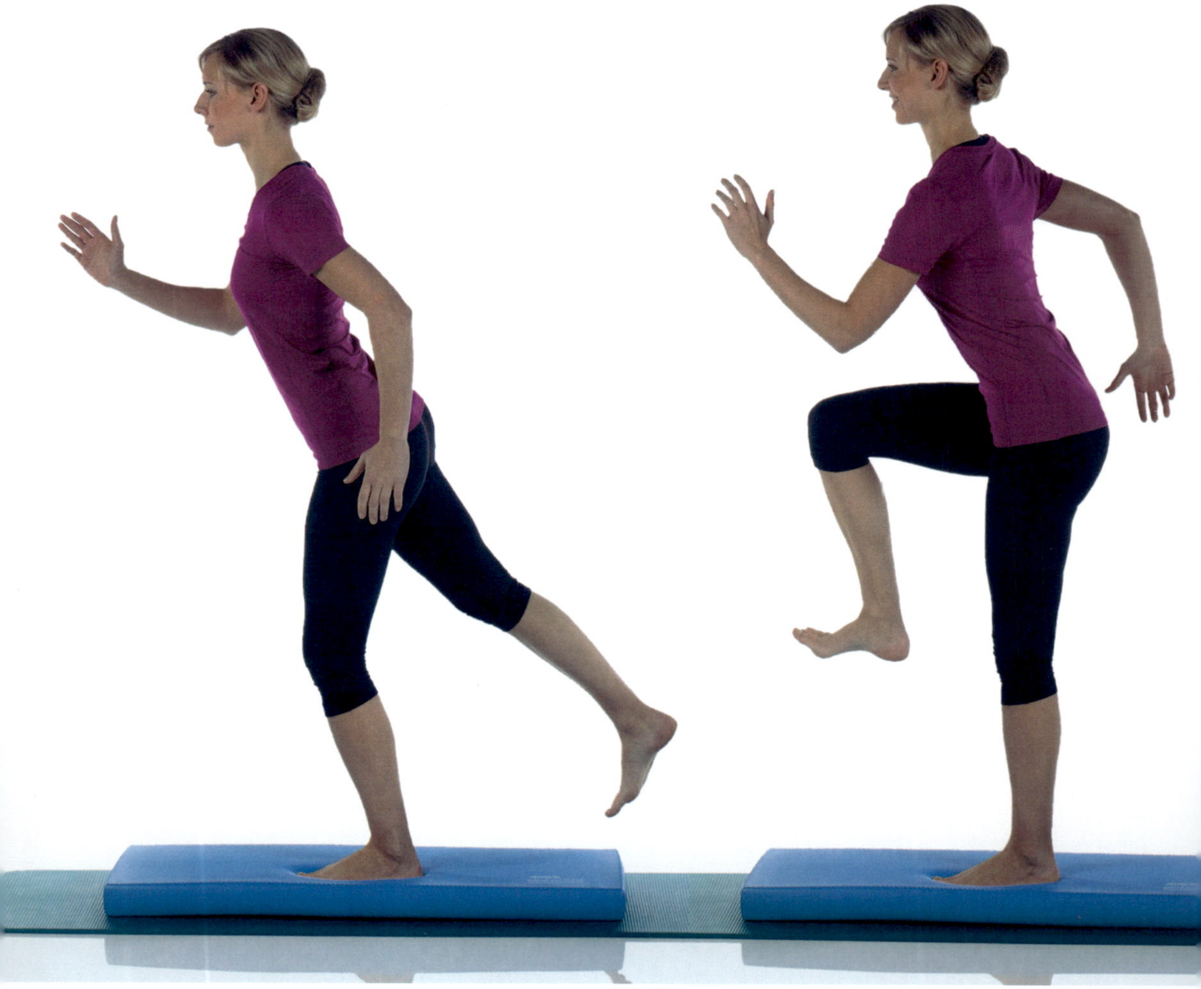

Beschreibung
Auf einem Bein stehend eine Laufbewegung mit Arm und Bein imitieren

Wirkungen
Stabilisiert die Körpermitte

Variationen
Die Dynamik von Beugung und Streckung verändern

Dauer
15–30 sec

Übung 15 » Liegestütz mit Hüfteindrehen

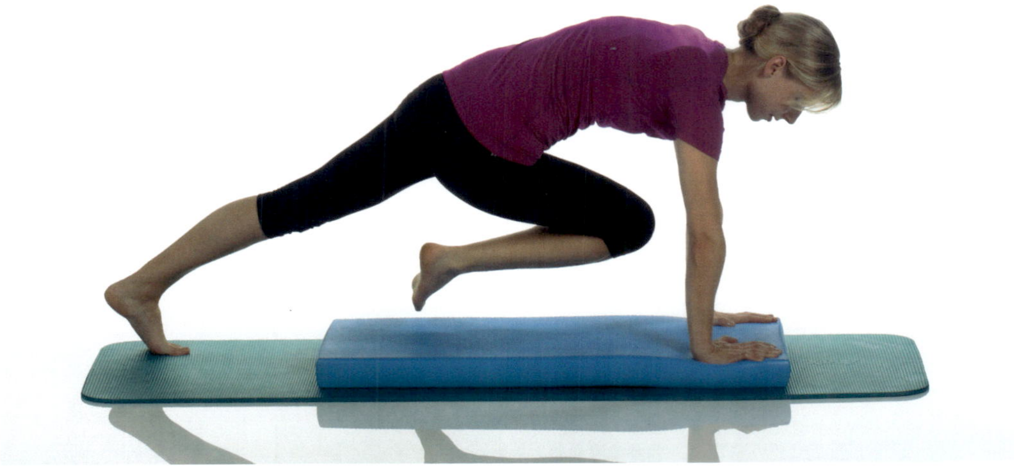

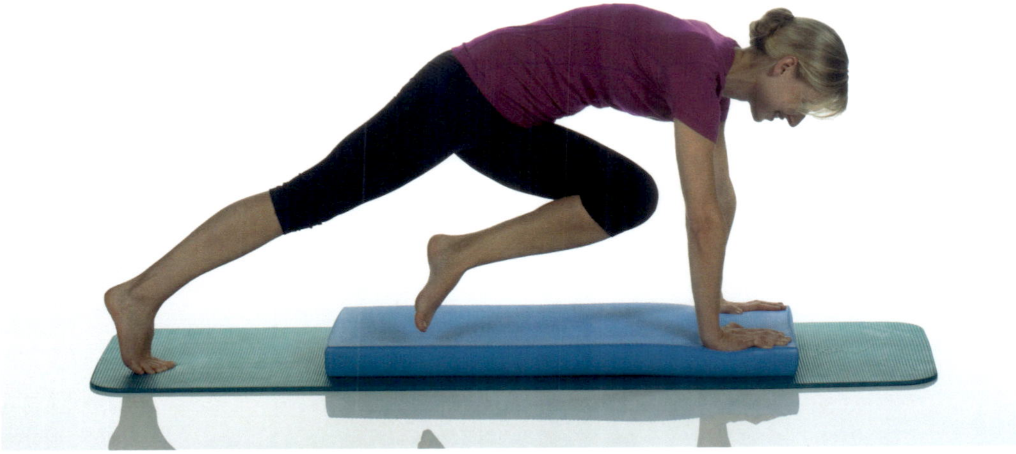

Beschreibung
Liegestützposition, ein Bein gebeugt zum Ellenbogen des Gegenarmes führen

Wirkungen
Rotationsstabilität, Stützkraft

Variationen
Beinwechsel

Dauer
15–30 sec

Übung 16 » Liegestütz mit Rotation

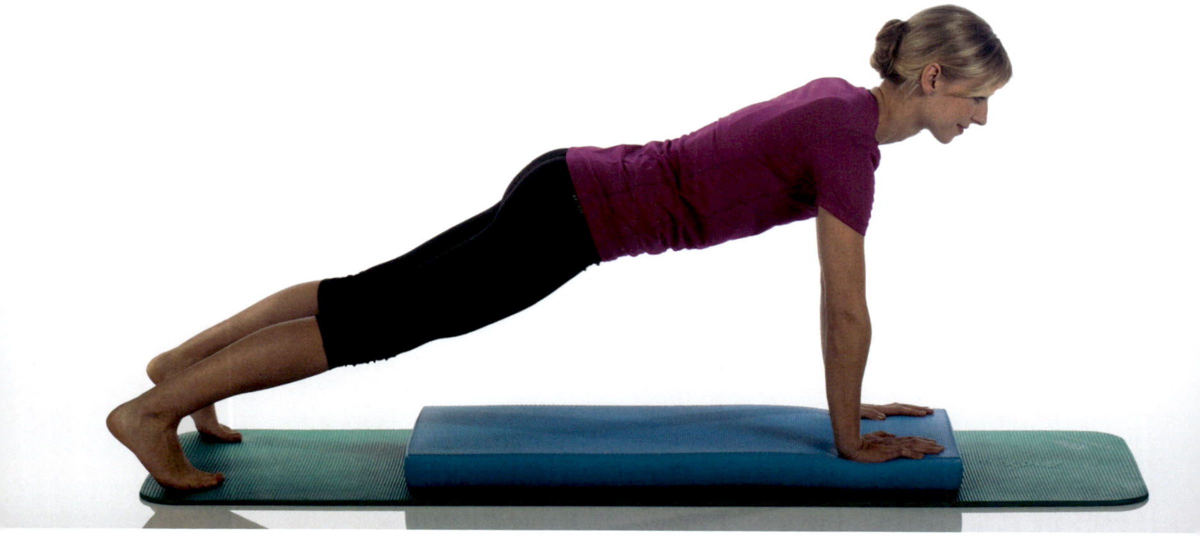

Beschreibung
Liegestützposition, den Rumpf zur Seite hin aufdrehen, der obere Arm ist gestreckt, die Füße sind seitlich am Boden

Wirkungen
Rotationsstabilität, Hüftstabilität, Stützkraft

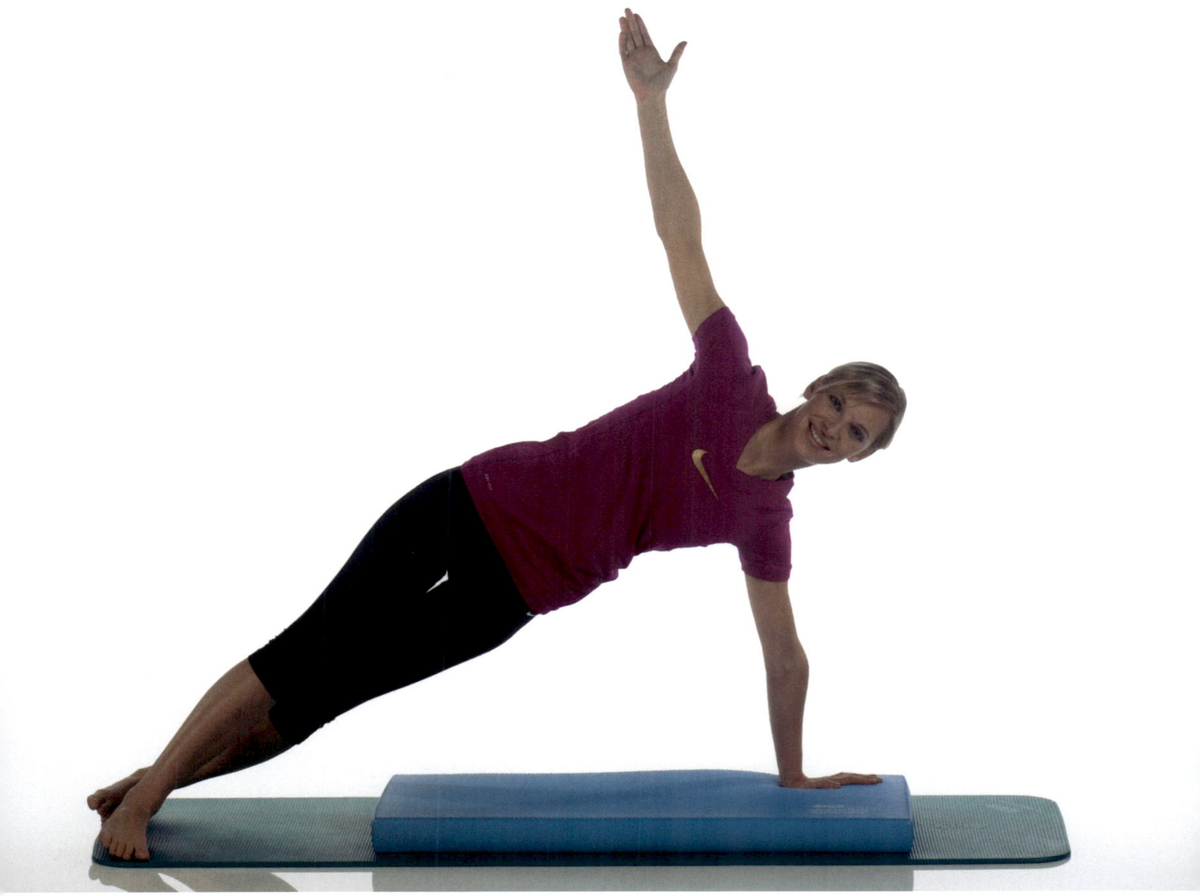

Variationen
Rechts – links im Wechsel

Dauer
15–30 sec

Übung 17 » Tauch-Liegestütz

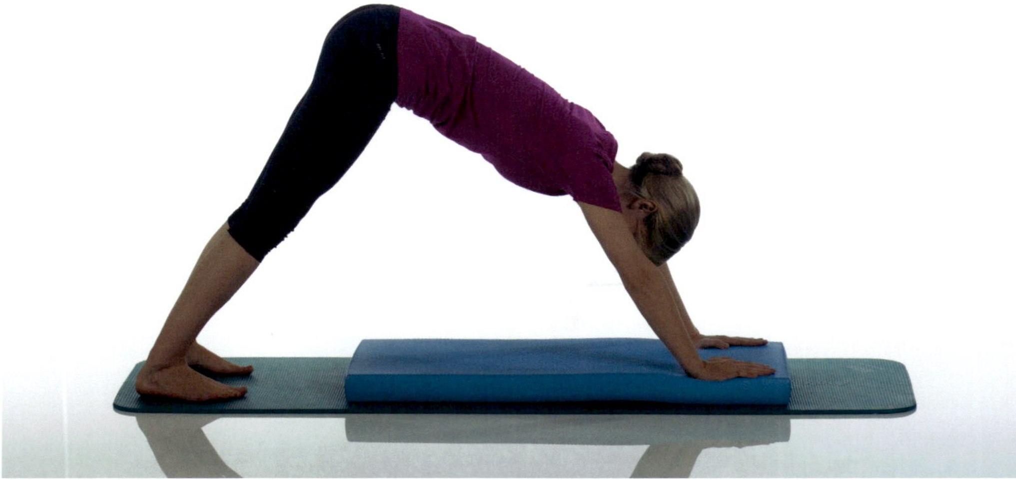

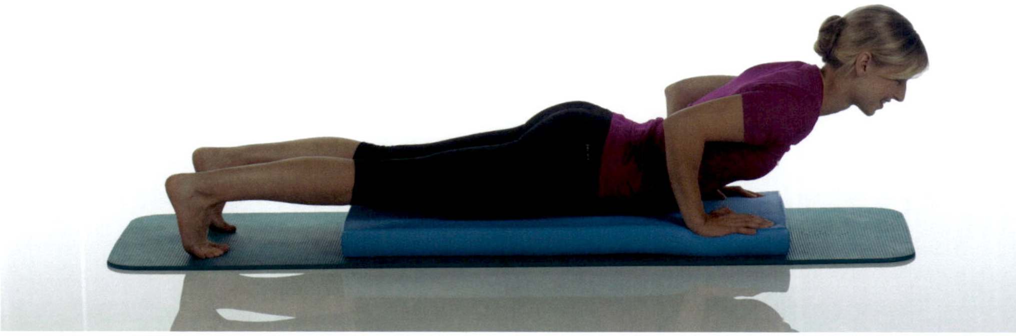

Beschreibung
Dreiecksposition, langsam den Rumpf bis kurz vor dem Balance-pad absenken, langsam den Rumpf wieder aufrichten, die Position kurz halten, dann den Rumpf erneut absenken und in die Ausgangsposition zurückkehren

Wirkungen
Rumpfstabilität, Beweglichkeit

Dauer
15–30 sec

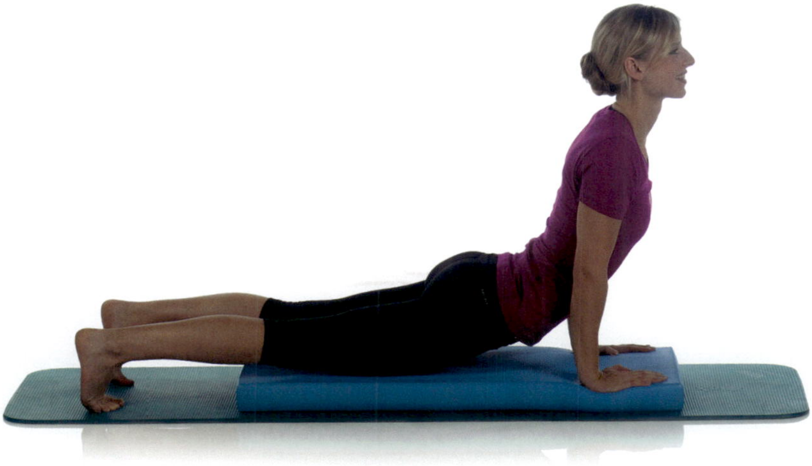

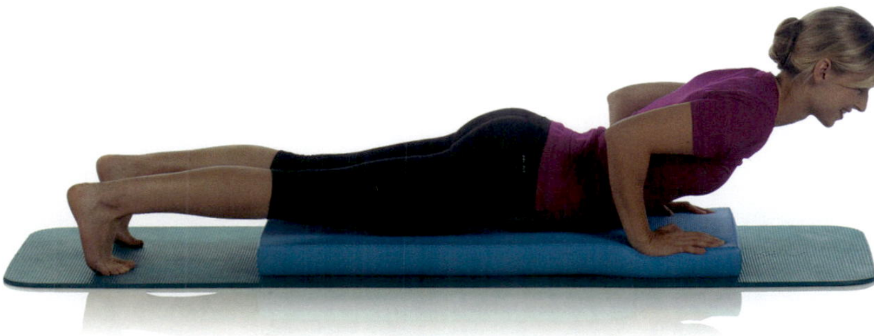

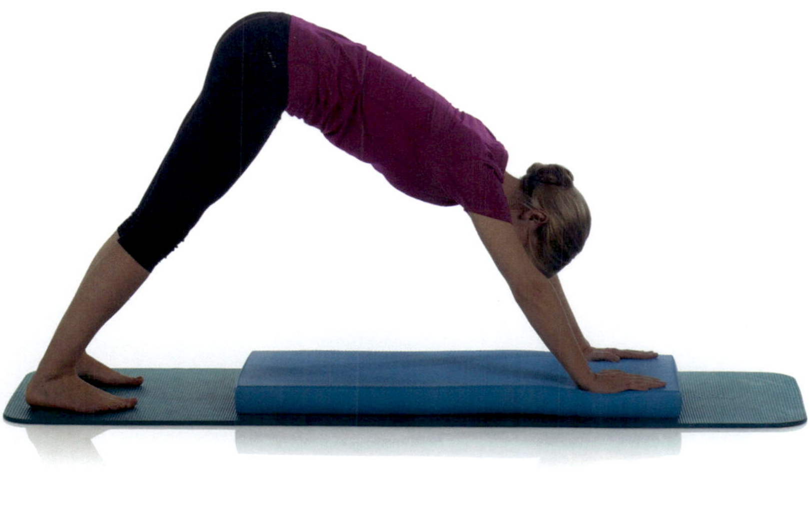

Professional – *für sportliche Höchstleistungen*

Durch die Kombination des Balance-pads mit anderen Trainingsgeräten entstehen koordinativ völlig neue Herausforderungen für unser sensomotorisches System, das zu extrem wertvollen Anpassungen führen kann. Dieses Training stellt die Spitze der koordinativen Anforderungen dar.

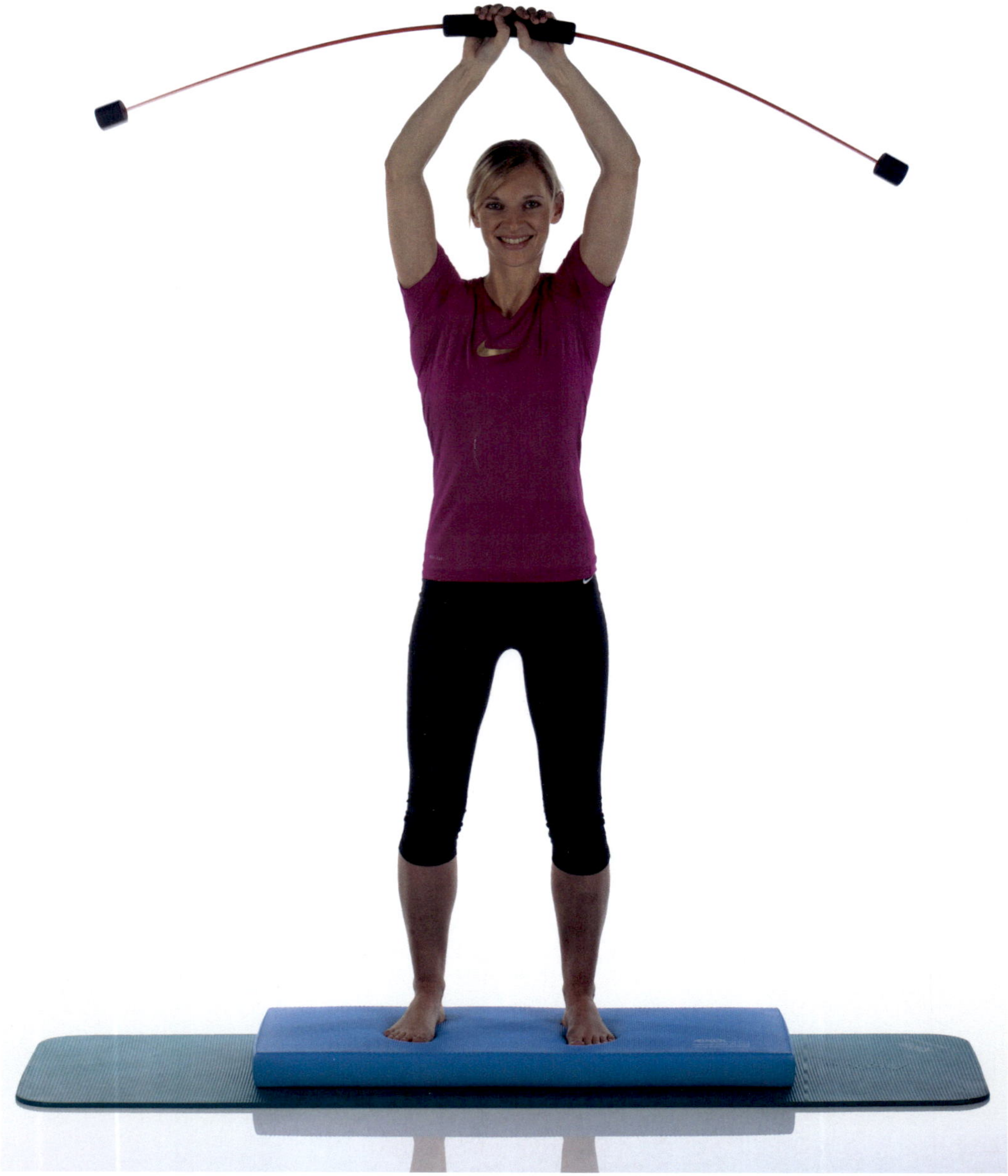

Übung 1 » Laufimitation mit XCO®s

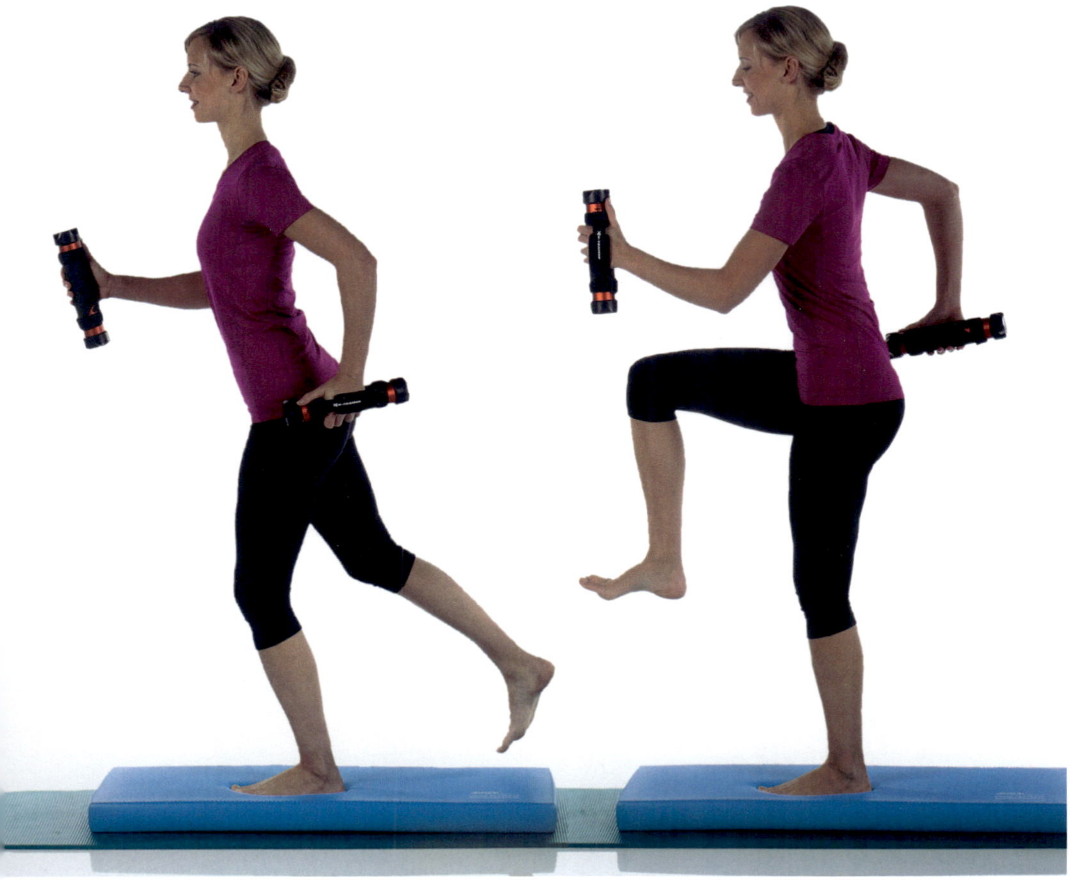

Beschreibung
Aus dem Einbeinstand eine Laufimitation durchführen, dabei mit den XCO®s einen reaktiven Impact vorne und hinten erzeugen, zuerst mit gehaltener Endposition, danach im zyklischen Wechsel mehrmals hintereinander

Wirkungen
Dynamische Rumpfstabilisation

Variationen
Beinwechsel, Dynamikvariation bei Beugung bzw. Streckung

Dauer
15–30 sec

Übung 2 » Beidbeiniger Stand auf der Blackroll

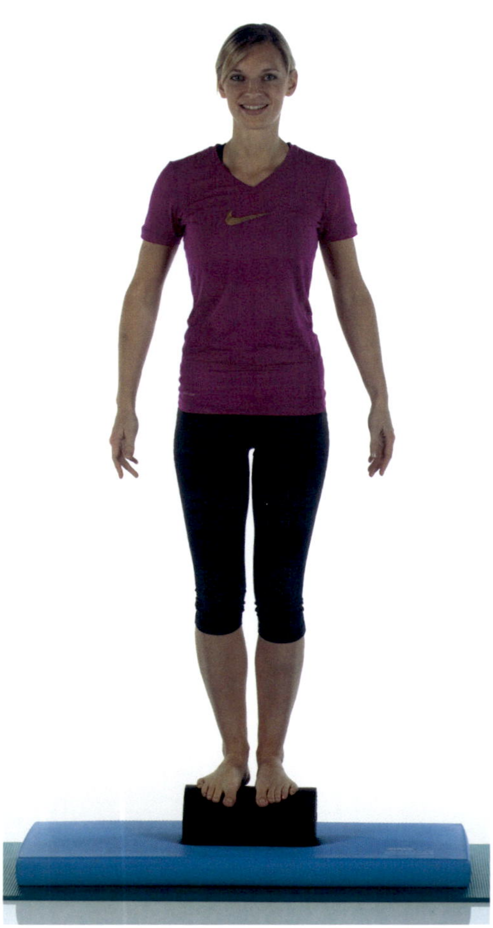

Beschreibung
Mit beiden Füßen auf der Blackroll stehen, zunächst nur statisch halten, später mit den Füßen auf der Rolle langsam vor- und zurückrollen

Wirkungen
Myofasziale Stimulation der Fußsohlen, hilft, die Körpermitte zu finden

Variationen
Die Augen schließen

Dauer
15–30 sec

Übung 3 » Einbeiniger Stand auf der Blackroll

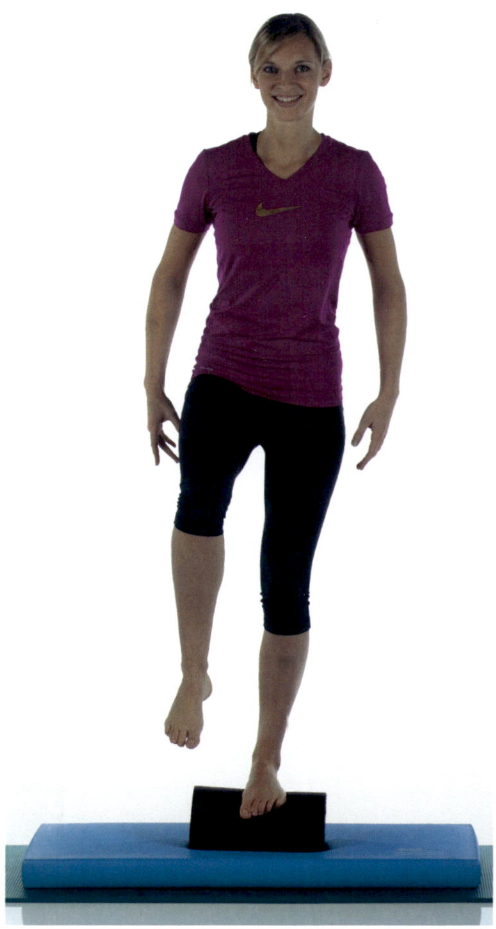

Beschreibung
Mit einem Fuß auf der Blackroll stehen, zunächst nur statisch halten, später mit dem Fuß auf der Rolle langsam vor- und zurückrollen

Wirkungen
Myofasziale Stimulation der Fußsohlen, hilft, die Körpermitte zu finden

Dauer
15–30 sec

Übung 4 » Liegestütz auf der Blackroll

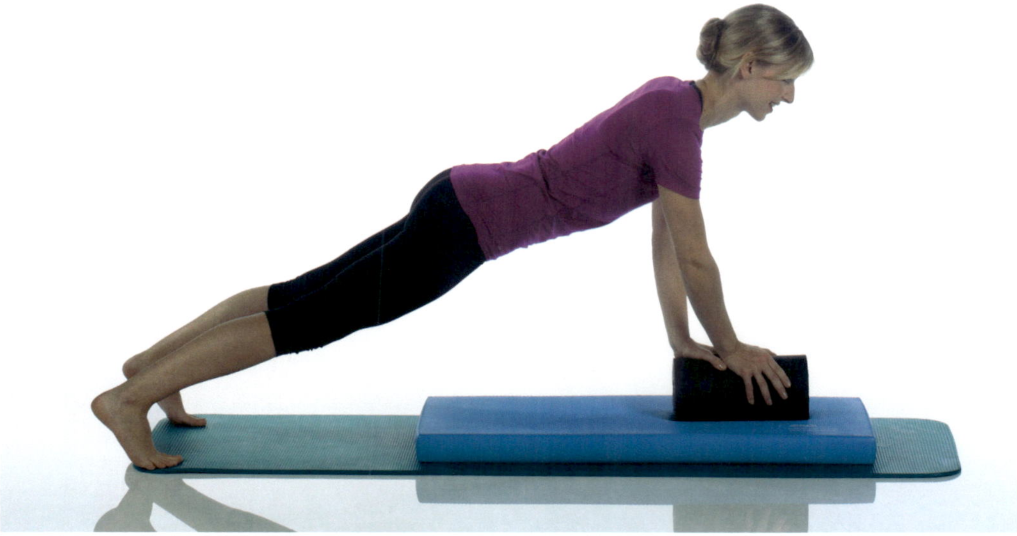

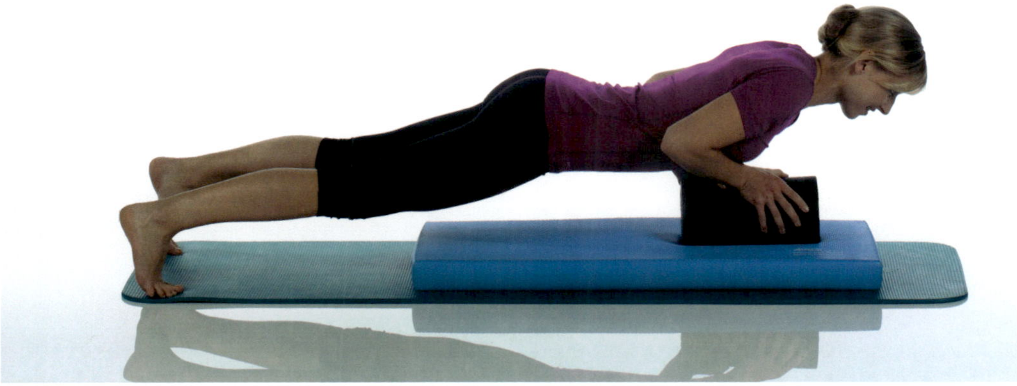

Beschreibung
Mit beiden Händen und langen Armen auf der Blackroll abstützen, die Arme langsam beugen

Wirkungen
Stabilisiert die Körpermitte

Variationen
Die Blackroll nach links und rechts bewegen

Dauer
15–30 sec

Übung 5 » Liegestütz auf der Blackroll

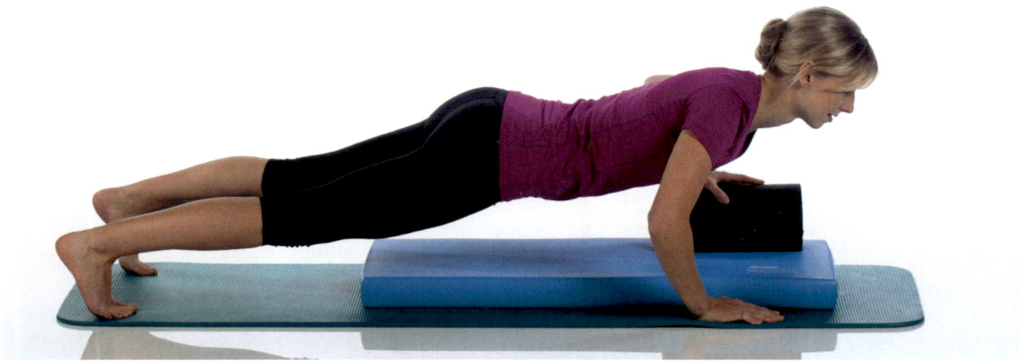

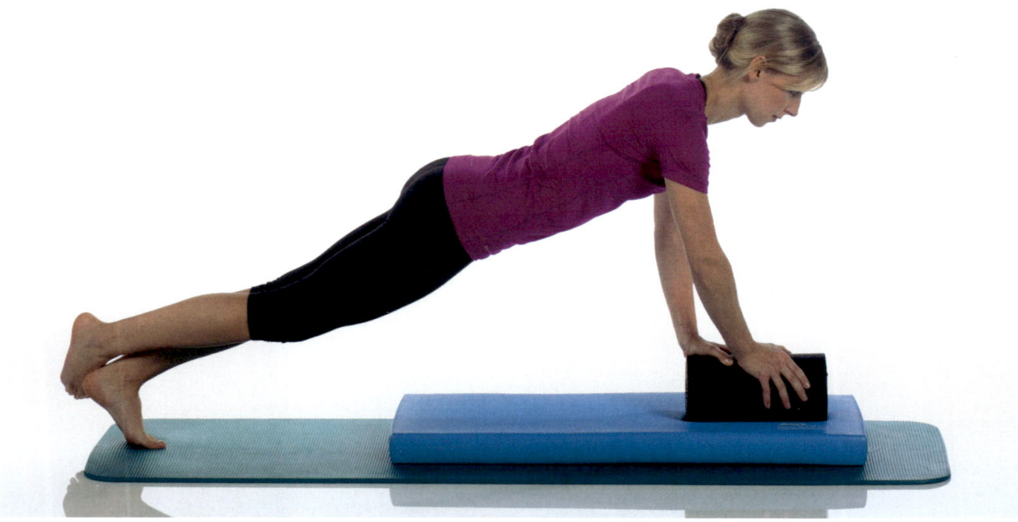

Beschreibung
Mit einer Hand auf der Blackroll abstützen, absenken, hochdrücken und über die Blackroll auf die andere Hand wechseln

Wirkungen
Stabilisiert die Körpermitte

Variationen
Die Blackroll nach links und rechts bewegen

Dauer
15–30 sec

Übung 6 » Einbeinstand mit Abduktion

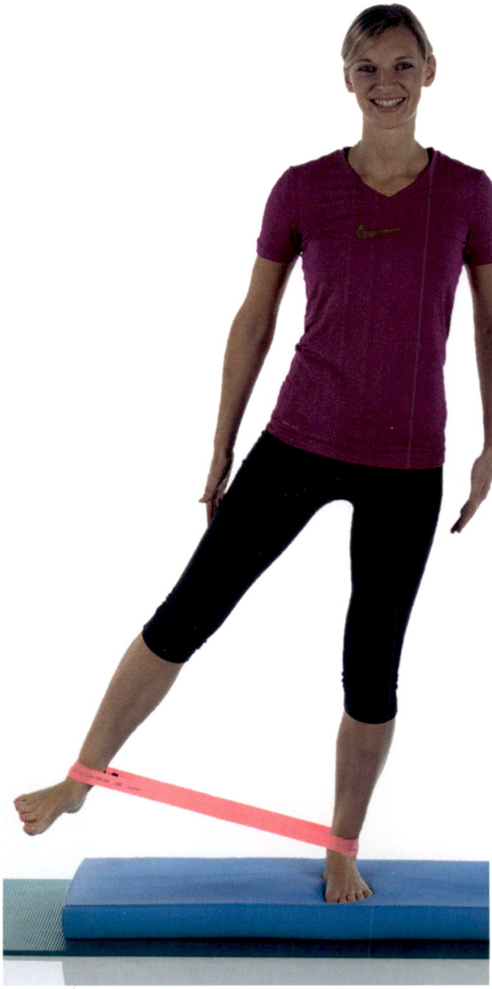

Beschreibung
Einbeiniger Stand auf dem Balance-pad, das Spielbein mit dem Gummiband abspreizen und im Wechsel mehr und weniger unter Spannung bringen

Wirkungen
Stabilisiert die Körpermitte und das Becken

Dauer
15–30 sec

Übung 7 » Einbeinstand mit Hüftbeugung

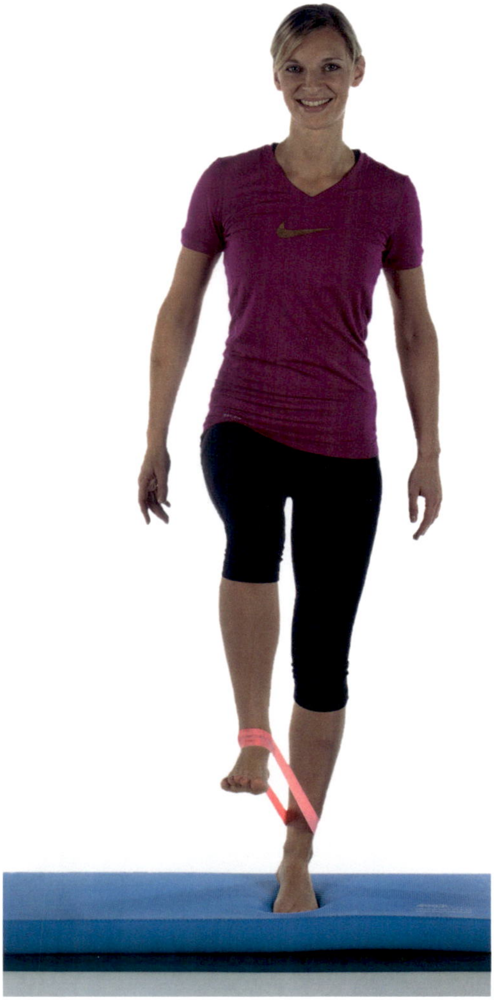

Beschreibung
Einbeiniger Stand auf dem Balance-pad, das Spielbein mit dem Gummiband in der Hüfte beugen und im Wechsel mehr und weniger unter Spannung bringen

Wirkungen
Stabilisiert die Körpermitte und das Becken

Dauer
15–30 sec

Übung 8 » Beidbeiniger Stand mit FLEXI-BAR®

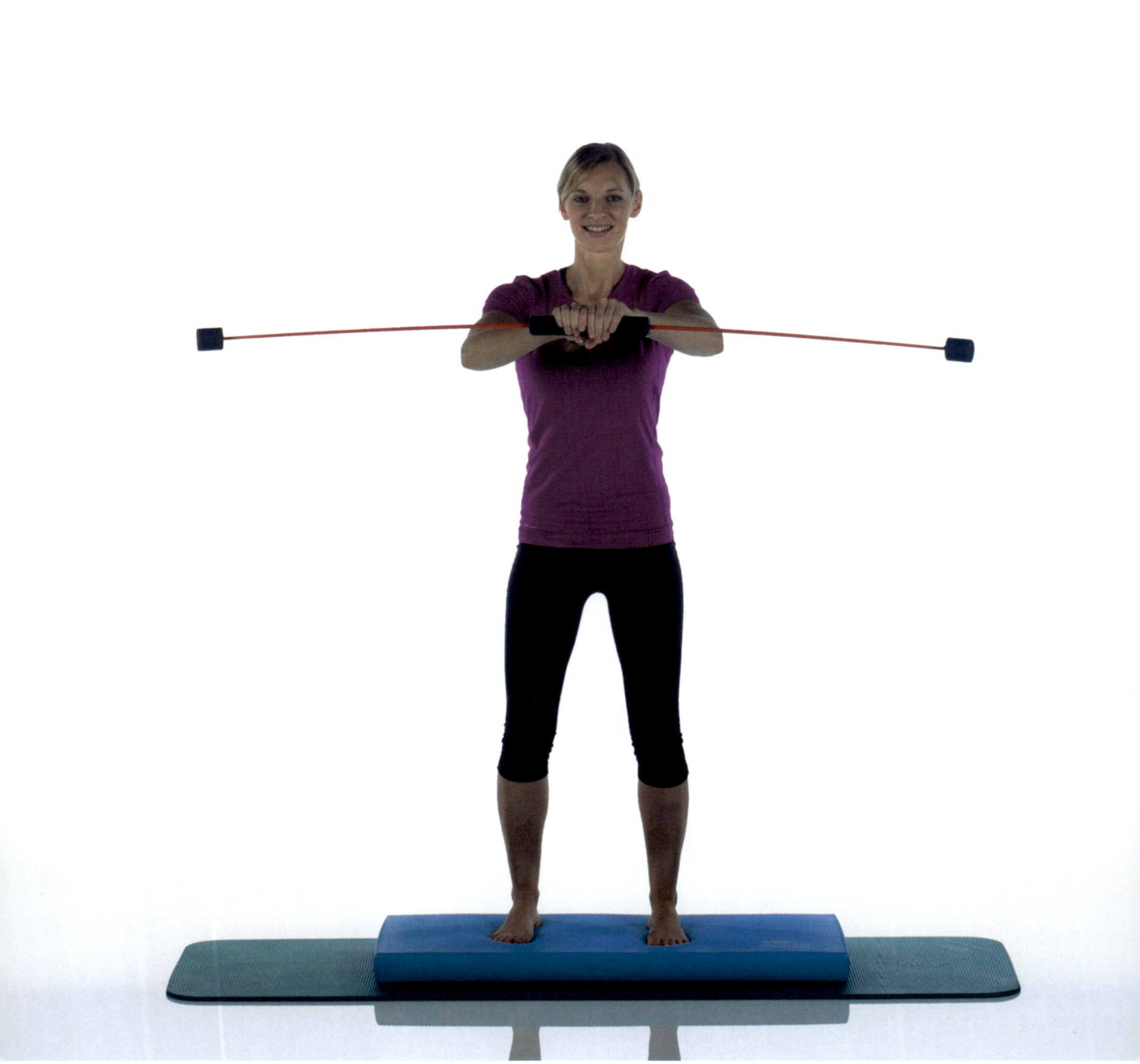

Beschreibung
Frontal vor dem Körper schwingen, Dreipunktbelastung der Füße

Wirkungen
Hilft, das Gleichgewicht zu finden und die Schwingung von vorne zu erspüren

Variationen
Die Augen schließen

Dauer
15–30 sec

Übung 9 » Beidbeiniger Stand mit FLEXI-BAR®

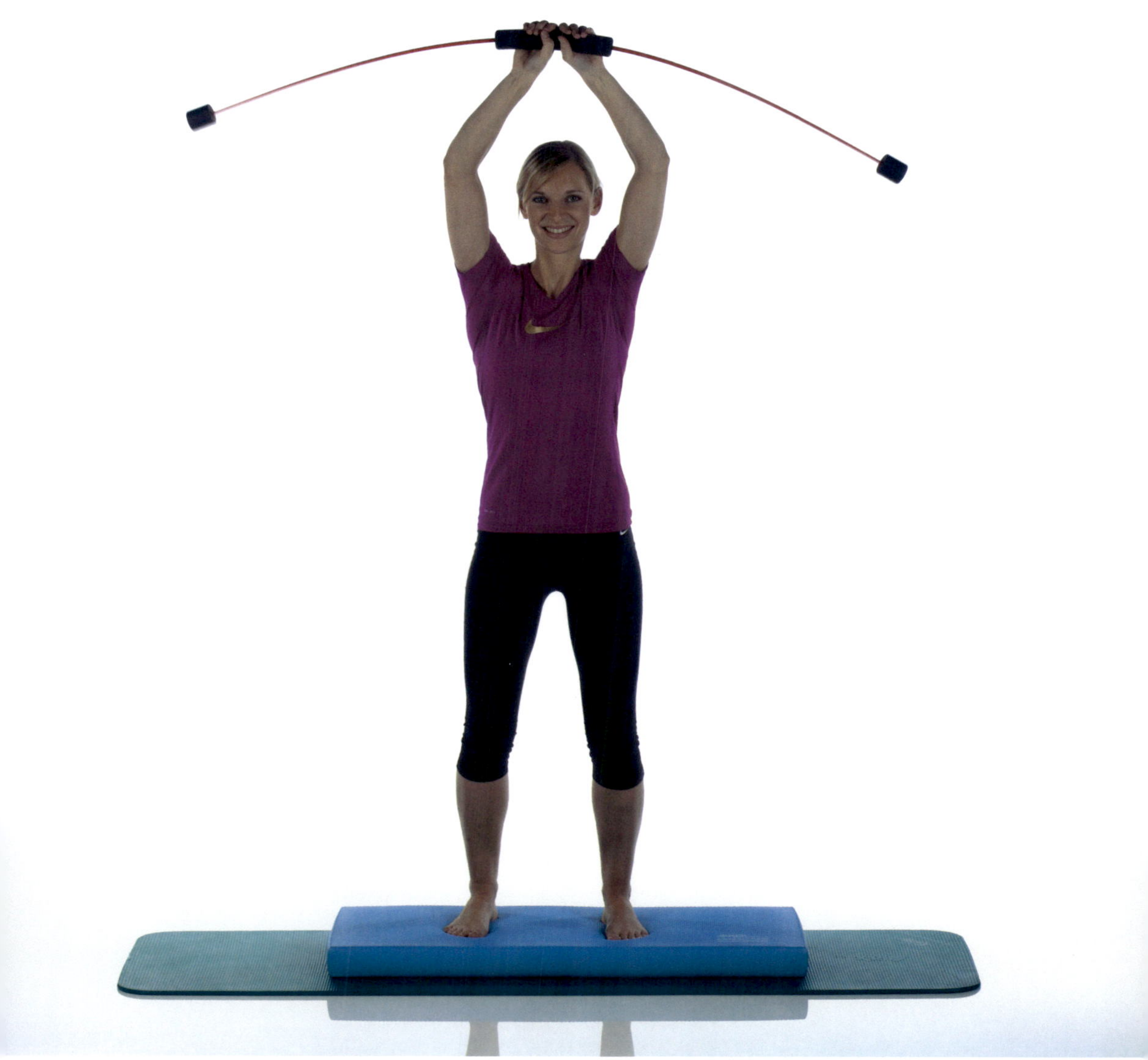

Beschreibung
Über dem Körper schwingen, Dreipunktbelastung der Füße

Wirkungen
Hilft, das Gleichgewicht zu finden und die Schwingung von oben zu erspüren

Variationen
Die Augen schließen

Dauer
15–30 sec

Übung 10 » Tabletop

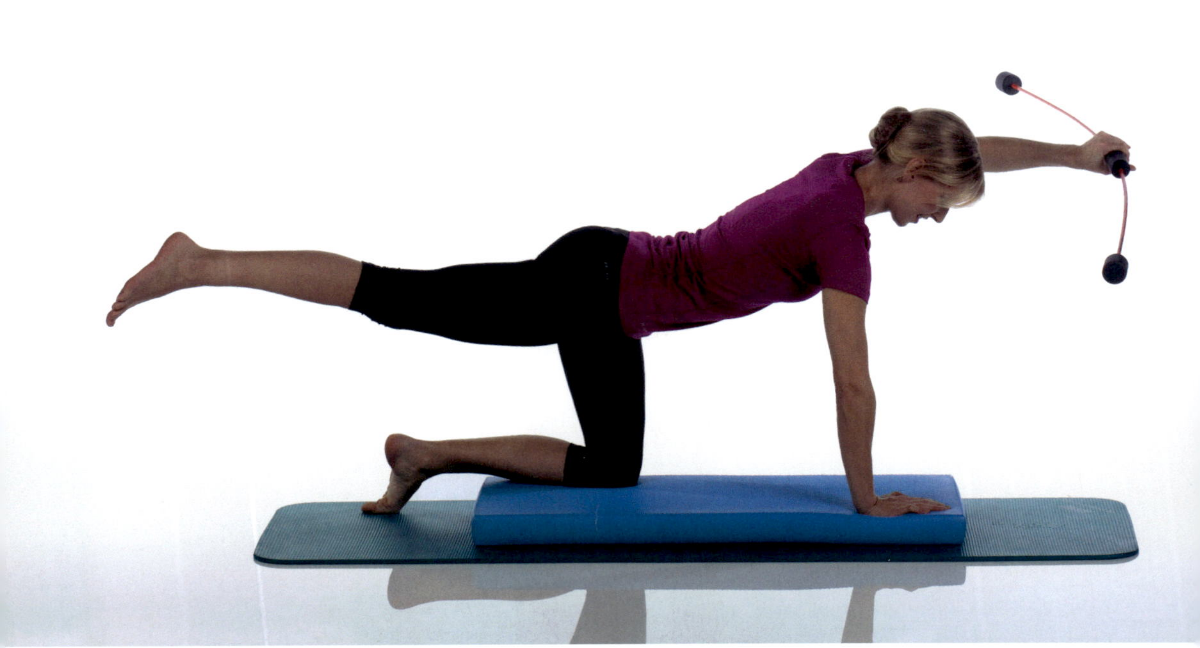

Beschreibung
In der Tabletop-Position den FLEXI-BAR® einarmig vor dem Körper schwingen, Hand und Knie sind auf dem Balance-pad

Wirkungen
Stabilisiert die Körpermitte

Variationen
Armwechsel, den Fuß vom Boden lösen, seitlich schwingen

Dauer
15–30 sec

Übung 11 » Seitlicher Unterarmstütz

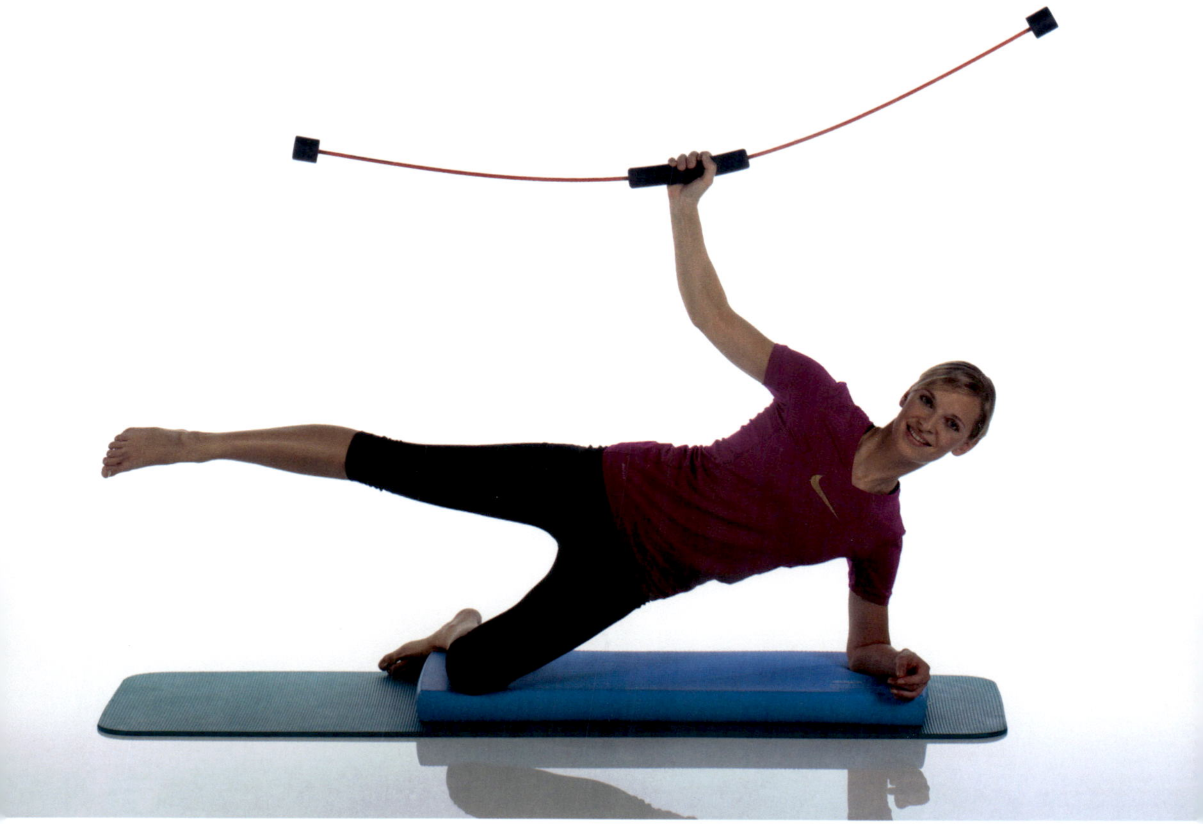

Beschreibung
Seitlicher Unterarmstütz mit Auflage des Unterschenkels, das Becken und das obere Bein anheben und in Verlängerung der Körperachse einarmig schwingen

Wirkungen
Rumpfstabilisation

Variationen
Seitenwechsel, die Augen schließen

Dauer
15–30 sec

Übung 12 » Seitlicher Unterarmstütz

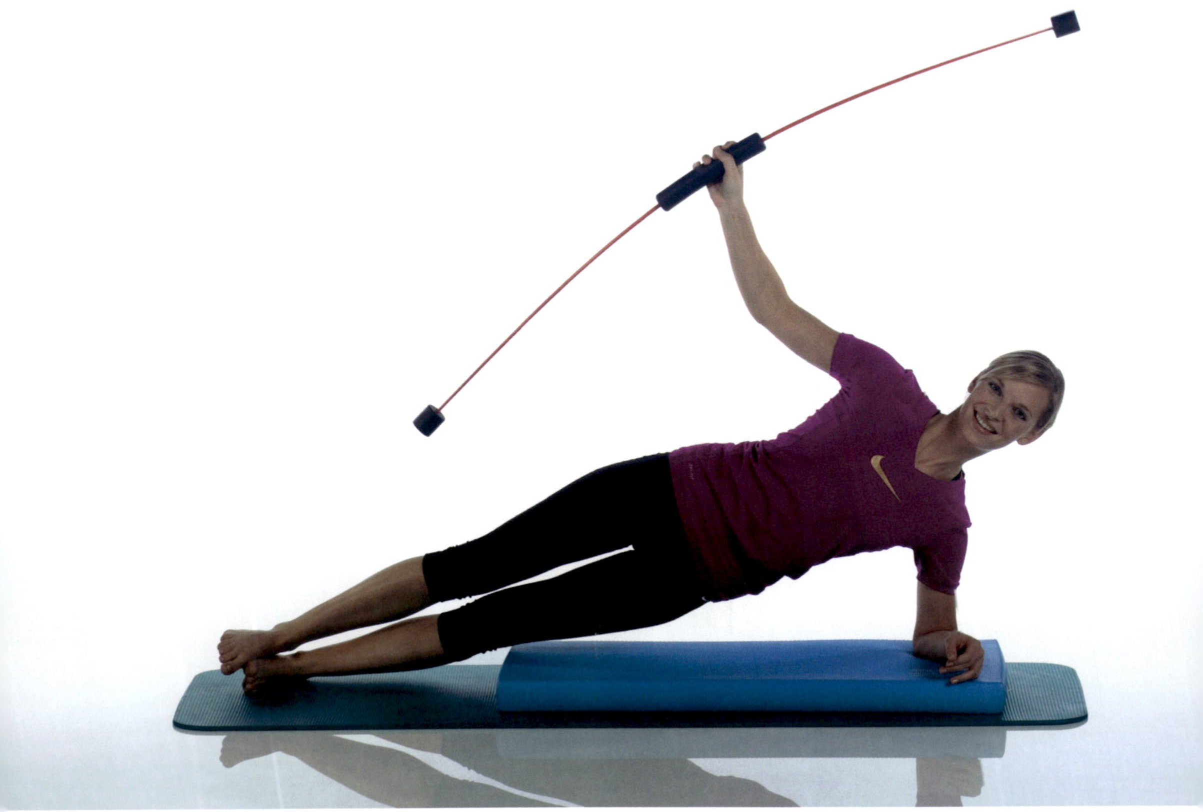

Beschreibung
Seitlicher Unterarmstütz mit Auflage der Fußaußenkante, das Becken anheben und in Verlängerung der Körperachse einarmig schwingen

Wirkungen
Rumpfstabilisation

Variationen
Seitenwechsel, die Augen schließen

Dauer
15–30 sec

Übung 13 » Seitlicher Unterarmstütz

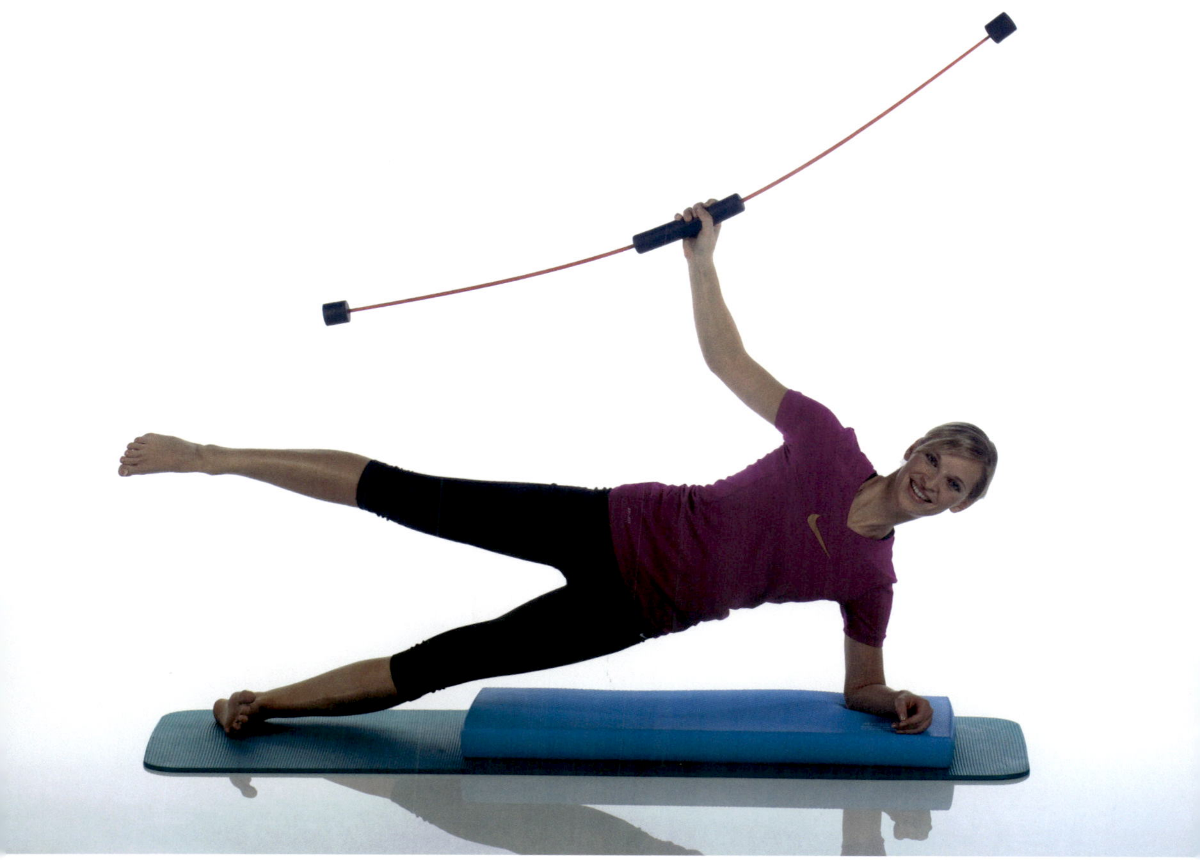

Beschreibung
Seitlicher Unterarmstütz mit Auflage der Fußaußenkante, das Becken und das obere Bein anheben und in Verlängerung der Körperachse einarmig schwingen

Wirkungen
Rumpfstabilisation

Variationen
Seitenwechsel, die Augen schließen

Dauer
15–30 sec

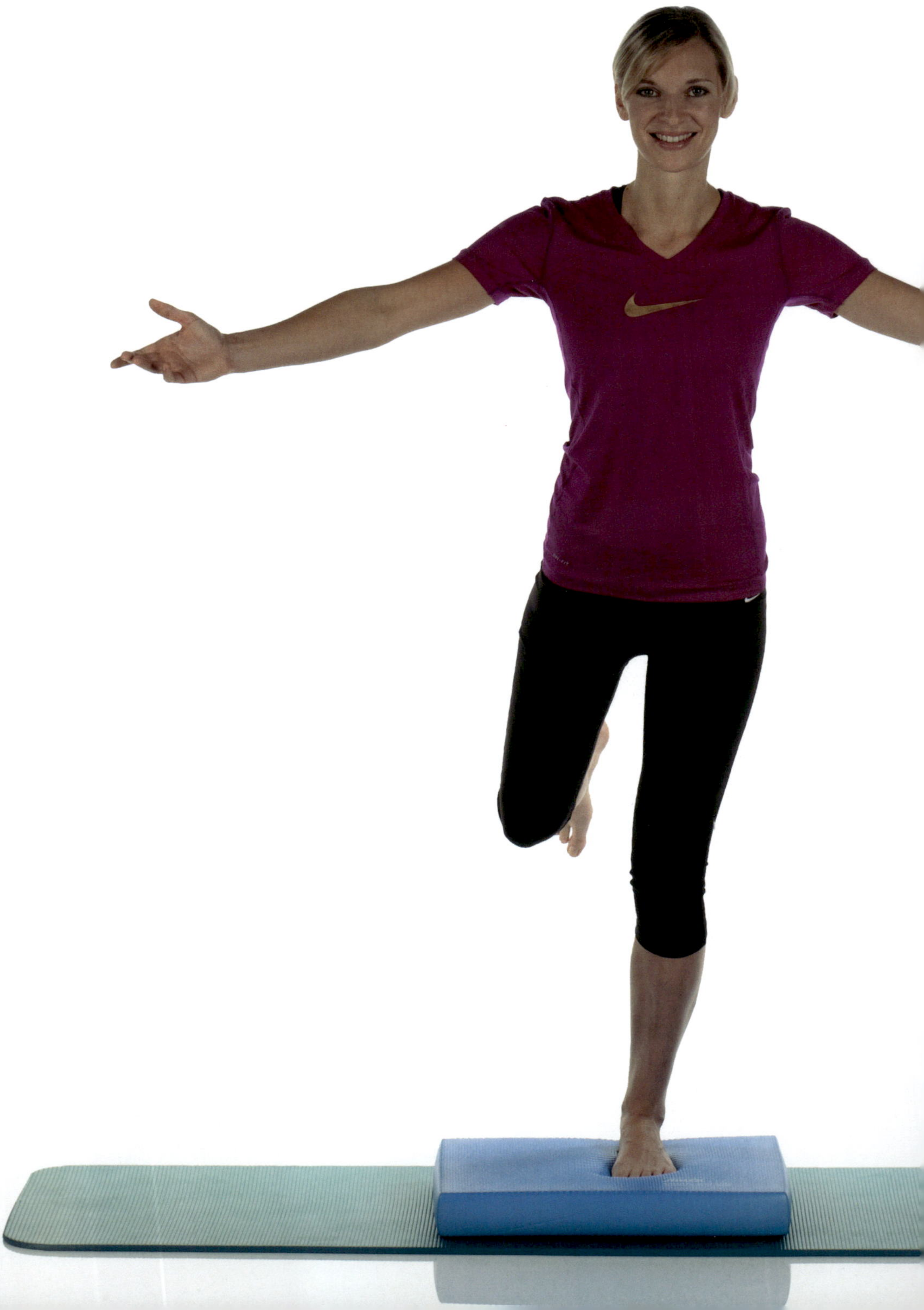

5

Balance-Test – testen Sie Ihr Gleichgewicht!

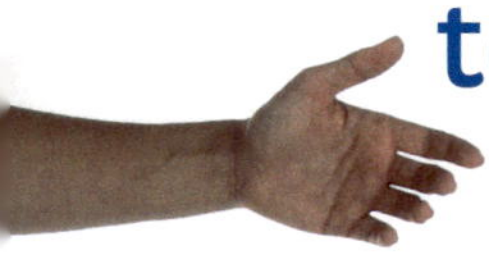

Training ist immer ein zielgerichteter Prozess. Um Ihren Trainingserfolg messbar zu machen können Sie sich diesen Test zu Nutzen machen.
Führen Sie die Testaufgaben durch, bevor Sie mit dem Training beginnen und wiederholen Sie den Test nach 4–6 Wochen erneut, je nachdem, wie oft Sie trainiert haben.
Die Testergebnisse werden Ihnen immer eine Rückmeldung über Ihren momentanen Leistungsstand geben.

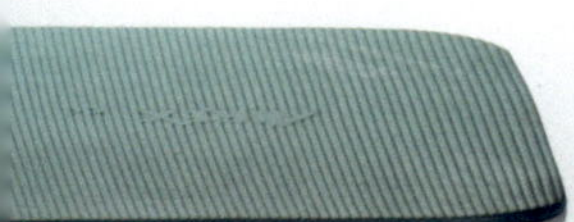

Balance-Test – *machen Sie Ihren Erfolg messbar*

Machen Sie Ihren Trainingserfolg durch einen Test messbar. Die Gleichgewichtsfähigkeit kann schnell und einfach überprüft werden. Der Test wird idealerweise vor der ersten Trainingseinheit mit dem Balancepad durchgeführt und alle vier bis sechs Wochen wiederholt, um Fortschritte zu dokumentieren.

Wertung

Jede Testposition soll 10 Sekunden gehalten werden und ergibt 10 Punkte pro Seite. Werden weniger als 10 Sekunden gehalten, zählen die gehaltenen Sekunden als Punkte. Die Höchstpunktzahl beträgt 80 Punkte.

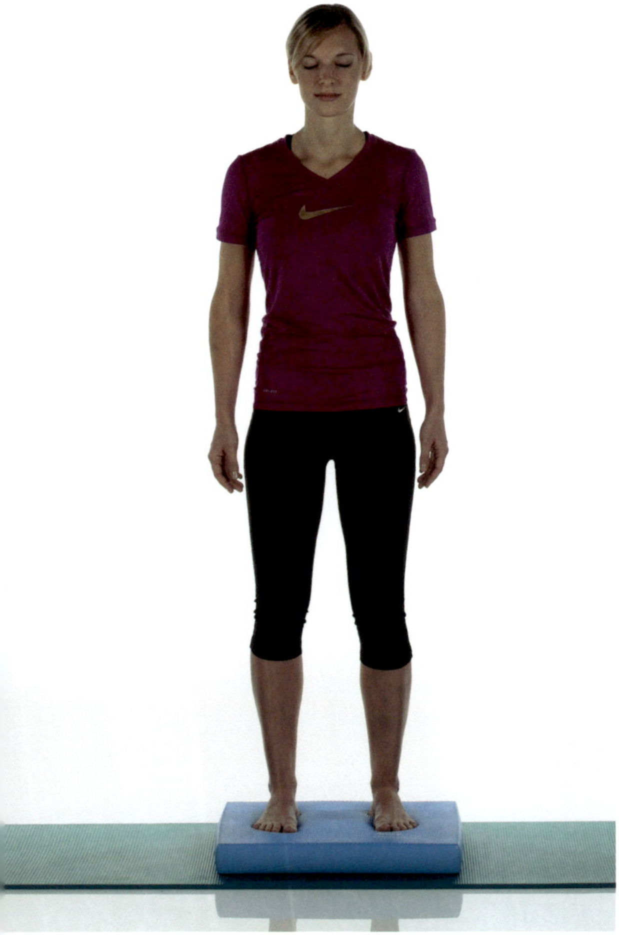

Beschreibung

Stellen Sie sich hüftbreit auf das Balancepad und schließen die Augen.

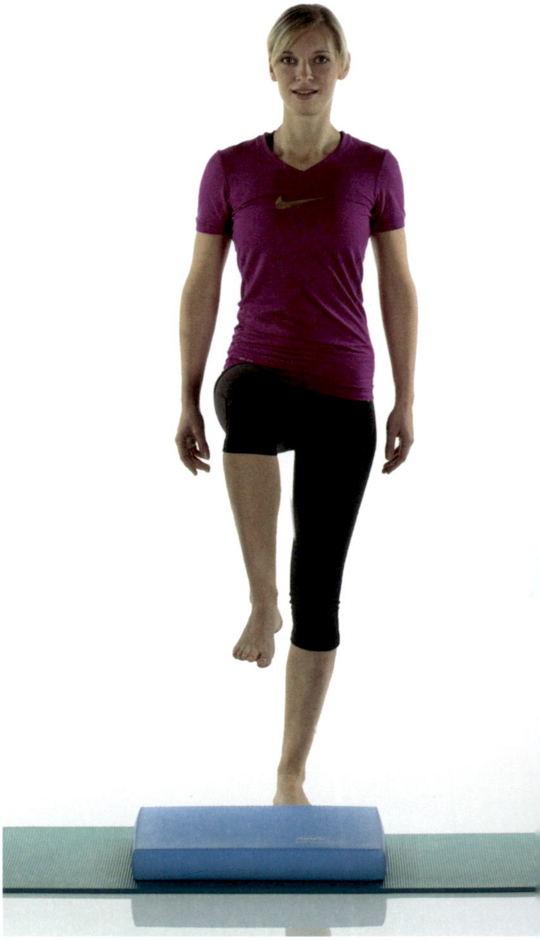

Beschreibung

Stellen sie sich einbeinig auf den Boden.

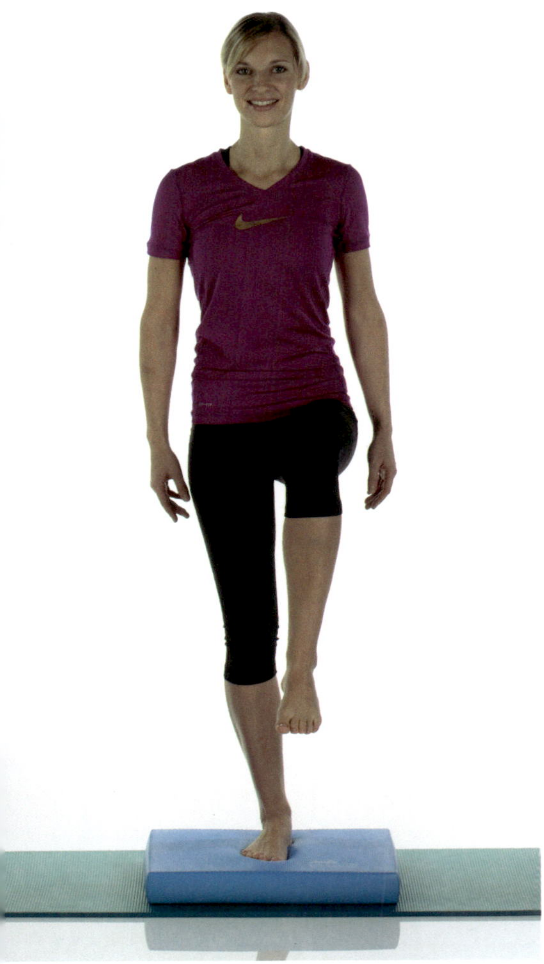

Beschreibung
Stellen sie sich einbeinig auf das Balance-pad

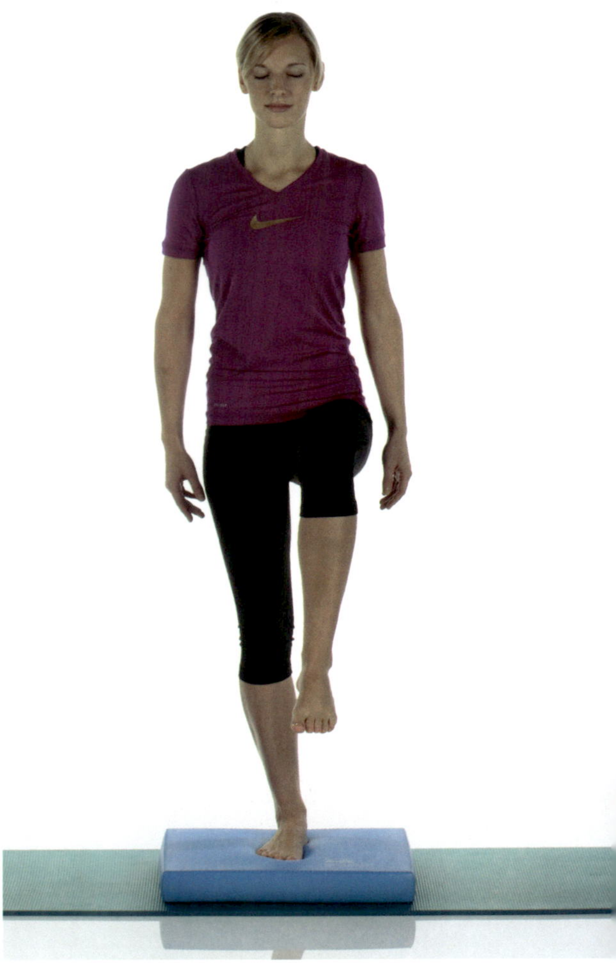

Beschreibung
Stellen Sie sich einbeinig mit geschlossenen Augen auf das Balance-pad.

BeBalanced! Trainingsplan					
Datum:			Dauer:		
Übungsnummer	**Modul**	**Ausgangsposition**	**Übungsausführung**	**Wirkung**	**Dauer in sec**
z. B. 1	Basics	Beidbeiniger Stand	Hüftbreiter Stand, die Gewichtsbelastung gleichmäßig verteilen	Balanciert die Körpermitte aus	15–30

BeBalanced! Trainingsplan

Datum: Dauer:

Übungs-nummer	Modul	Ausgangsposition	Übungsausführung	Wirkung	Dauer in sec

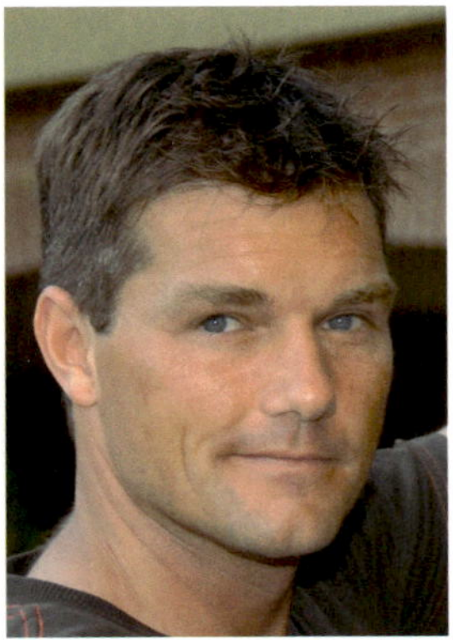

Frank Thömmes,

Jahrgang 1968, ist Diplomsportlehrer und Fußballlehrer.

Als Autor liegen von ihm zahlreiche Veröffentlichungen und Buchtitel zum Training mit Physio Tools wie dem AIREX® Balance-pad und dem FLEXI-BAR® vor.

Er ist international als Referent zum Thema BeBalanced!, Functional- und Athletentraining mit Physio Tools tätig. Als Mitentwickler des erfolgreichen Fitness- und Gewichtsreduktionsprogramms con90 verfügt er zusätzlich über eine Vielzahl an Trainer- und Fortbildungsqualifikationen im Bereich einzelner Sportarten sowie therapeutische Zusatzqualifikationen.

In seiner Akademie PERFORM SPORTS bildet er Trainer zum BeBalanced! Instructor aus und ist an der Entwicklung neuer Sportkonzepte und Geräte für die Sportartikelindustrie beratend tätig.

Links

www.bebalanced.net <http://www.bebalanced.net>
BeBalanced Website mit Trainingsempfehlungen.

www.perform-sports.de <http://www.perform-sports.de>
Ausbildungen zum BeBalanced! Instructor

www.fit-projects.de <http://www.fit-projects.de>
Kursprogramme für Firmen mit dem Balance-pad.

www.frankthoemmes.de <http://www.frankthoemmes.de>
Autorenwebsite

Ebenfalls bei Copress erschienen:

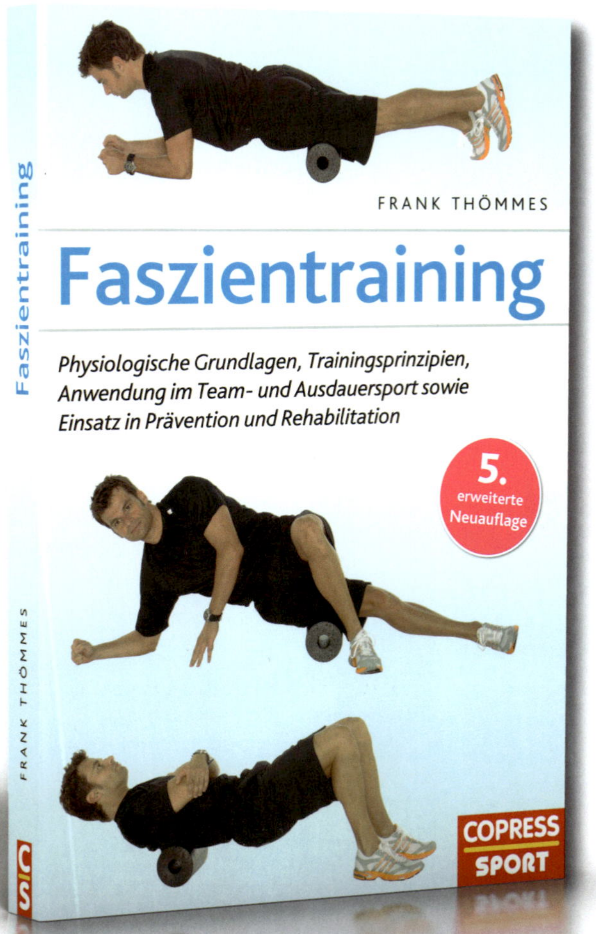

Frank Thömmes

Faszientraining

Physiologische Grundlagen, Trainingsprinzipien, Anwendung im Team- und Ausdauersport sowie Einsatz in Prävention und Rehabilitation

192 Seiten
über 200 Abbildungen
16,5 x 24,2 cm
Broschur

€ 19,90 [D] *– € 20,50 [A]*

ISBN 978-3-7679-1186-4

Impressum

Layout und Produktion:
Gaby Herbrecht, Mindelheim

Umschlaggestaltung: Stiebner Verlag

Übungsfotos: Daniel Simon,
www.danielsimon.de
Fotos:
Archiv AIREX®
Fotolia.com: Jutta C. Beyer, S. 13; Stenzel Washington, S. 14; Adrian Niederhäuser, S. 17 links; anoli, S. 18; strider, S. 19; imipolex, S. 32 links;

Weitere Links & Community:
www.mach-aktiv-pause.de
www.mach-entspannt-pause.de
www.agr-ev.de

Hinweis zum AGR-Gütesiegel:
Geprüft und empfohlen vom Forum: Gesunder Rücken – besser leben e.V. und dem Bundesverband der deutschen Rückenschulen (BdR) e.V.
Weitere Infos bei:
AGR e.V., Pf. 103, 27443 Selsingen,
Tel. 04284/92 69 990, www.agr-ev.de

Bibliografische Information der Deutschen Nationalbibliothek
Die Deutsche Nationalbibliothek verzeichnet diese Publikation in der Deutschen Nationalbibliografie; detaillierte bibliografische Daten sind im Internet über http://dnb.d-nb.de abrufbar.

Die Ratschläge in diesem Werk sind vom Autor sorgfältig erwogen und geprüft worden. Für die Richtigkeit der Angaben kann jedoch keine Haftung vom Autor bzw. Verlag und deren Beauftragten übernommen werden.

2. Neuauflage 2014

Gesamtherstellung: Stiebner, München
Printed in Germany
ISBN 978-3-7679-1061-4
www.copress.de